一瘦一辈子

邱医帮你瘦 2

吃着吃着就瘦了

邱正宏◎著

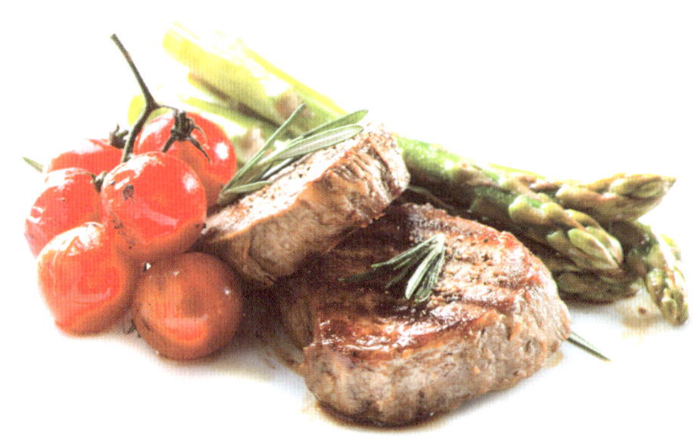

科学技术文献出版社
SCIENTIFIC AND TECHNICAL DOCUMENTATION PRESS
·北京·

[自序]

一瘦到底，
秀出健康之美

女人既喜欢夏季，又讨厌夏季。喜欢夏季是因为它可以让你尽情展示你的身材，讨厌夏季则是因为没有好的身材可以展示。甚至可以说，夏季让你藏在衣衫下的赘肉，全暴露出来了。

还有什么比露出肥硕的肉、滚圆的身材更让爱美女士烦恼？

减肥似乎成了很多女人的头等大事。一提减肥，没有一个女性不关注的；一说怎么减肥有效，没有一个女人不去尝试的。

其实，如今不仅女人关注减肥，男人也关注。

在全面关注减肥的时代，如何减肥，说法很多，窍门更不少，可不管哪种减肥方法，都少不了六个字：“管住嘴，迈开腿”。

看似简单的六个字，做起来却并不容易。对吃货们来说，“管住嘴”，简直比让他们死还难受；而“迈开腿”，对那些不喜欢运动的人来说，简直比登天还难。因而，真正能做到这六个字的并不多。

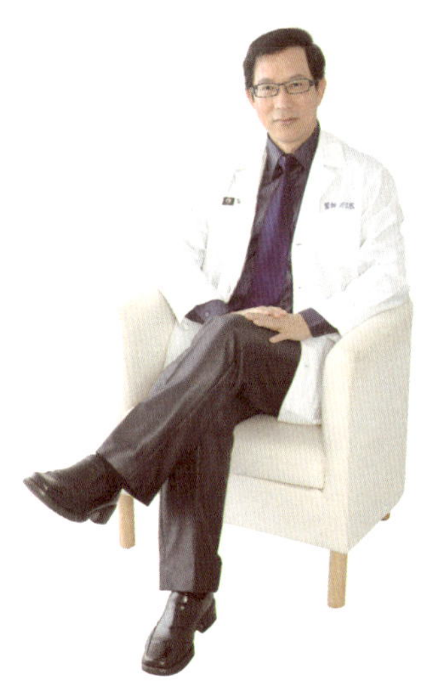

做不到这六个字，用其他减肥方法又不得当，因而，想减肥的人有很多，但成功减肥的人却少之又少。很多人即便最后减肥成功了，也如受酷刑般痛苦，更不要说好不容易减下去了，过不了多久，又反弹出了新高度。

很多人因此放弃了减肥，虽然看到别人那娇美（女人）、健壮（男人）的身材，自己也会嫉妒、羡慕，但还是觉得自己天生就是个胖人，不可能减肥成功。

有没有一种方法，可以让那些减肥者既减了肥，又不那么痛苦，甚至还能轻松愉悦地拥有好身材呢？

当然有，这就是我们编撰此书的真正目的。

减肥，有时不仅仅是为了美，也是为了健康。

本书为大家介绍了一百多种减肥瘦身方法。这一百多种减肥瘦身方法，贯穿我们的全部日常生活，也就是说，只要大家按照这一百多种方法来做，就能在心情愉悦中，不知不觉地减了肥，瘦了身。

为什么我能这么自信呢？减肥最怕无法持久。此书里的很多减肥方法，均是针对那些自制力和毅力欠缺的人特意制定出来的。

减肥方法一定要在知道自己身体状况、体质的前提下去借鉴，很多人的成功减肥经验，也许只对他们有用，对你没用。

一句话，本书中的一百多种减肥瘦身方法，总有几种适合你！

本书除了向大家推荐减肥瘦身方法外，还为大家纠正了很多错误观念。比如，在我们的观念中，似乎减肥就是不吃甜食、不吃肉，因为吃甜食和吃肉会造成脂肪堆积。

也就是说，大家都把甜食和肉当成了导致肥胖的罪魁祸首，甚至到了谈“甜食”、谈“肉”色变的程度。同时，也以为只要自己戒了甜食、戒了肉就能减肥，谁知，很多时候是我们冤枉了“甜食”和“肉”，我们之所以吃它们变胖了，是因为食用方法不对。

为什么不对？书中会讲到。

同时，面对网络的盛行，对于怎么减肥这个问题，答案很多，良莠不齐。有对的，也有错的，还有答案太绝对的。更有甚者，面对同一种食物，有人说会减肥，又有人说会增肥，比如喝咖啡、喝绿茶，常穿塑身衣和瘦腿袜，以及饭前吃香蕉好还是饭后吃香蕉好，等等。

面对诸多问题，诸多答案，我们到底要听哪种意见？本书会给你答案！

对于到底有没有既不伤身体，又能有效减肥的方法？当然会有，此书里的一百多种减肥瘦身方法，正是在不伤身体的前提下来减肥瘦身的。

最后，预祝那些愿意减肥的读者，能在看过此书后，减肥成功！

邱正宏

2015年11月于台北

目录

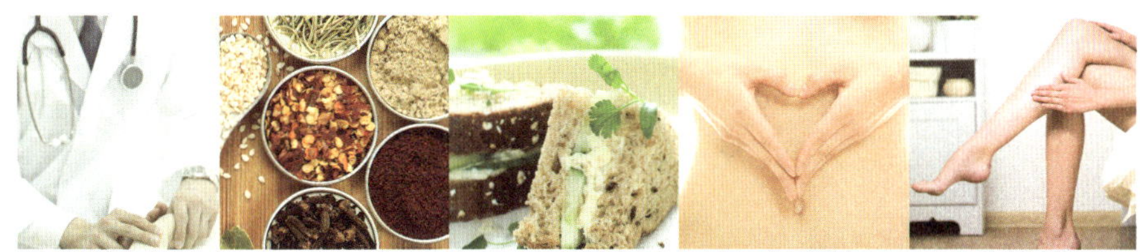

PLAN 01 美食吃瘦：最幸福的减肥锦囊

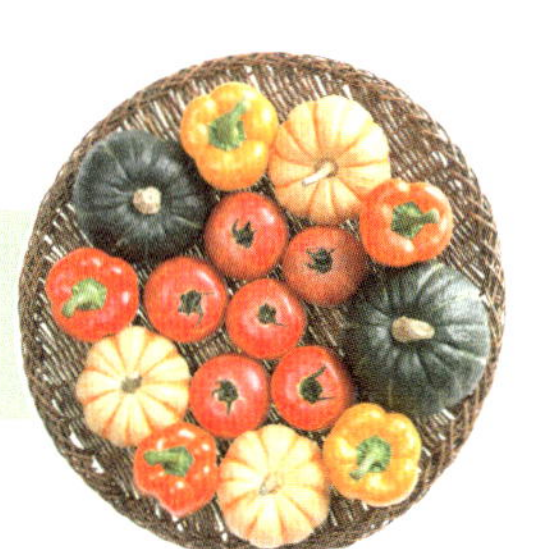

第一节 23味餐桌圣品，吃出瘦和美

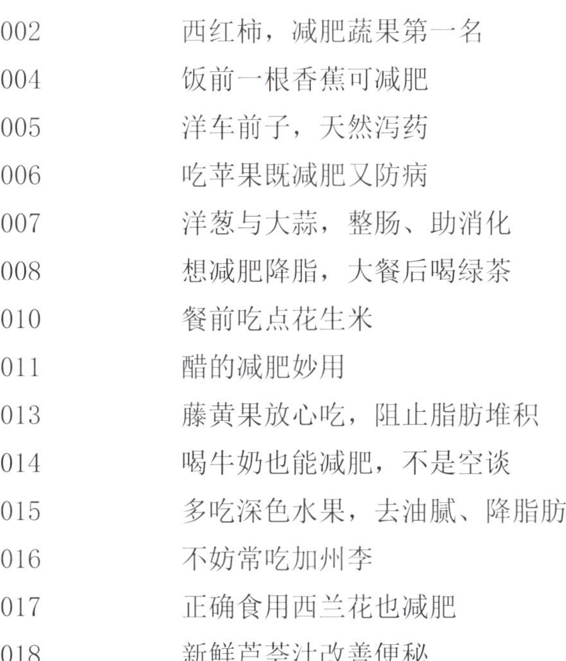

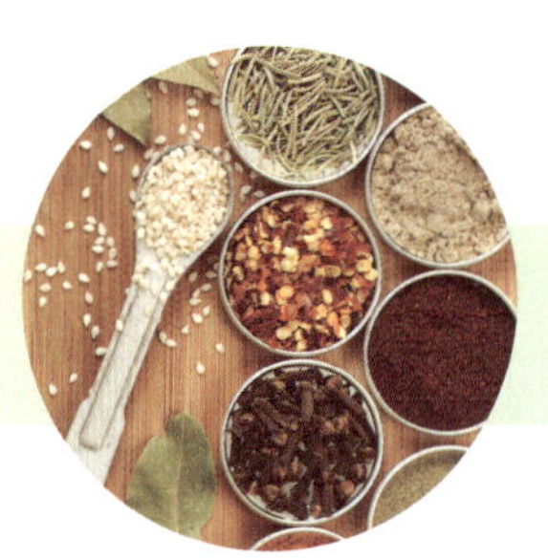

第二节　40条饮食习惯，持续瘦和美

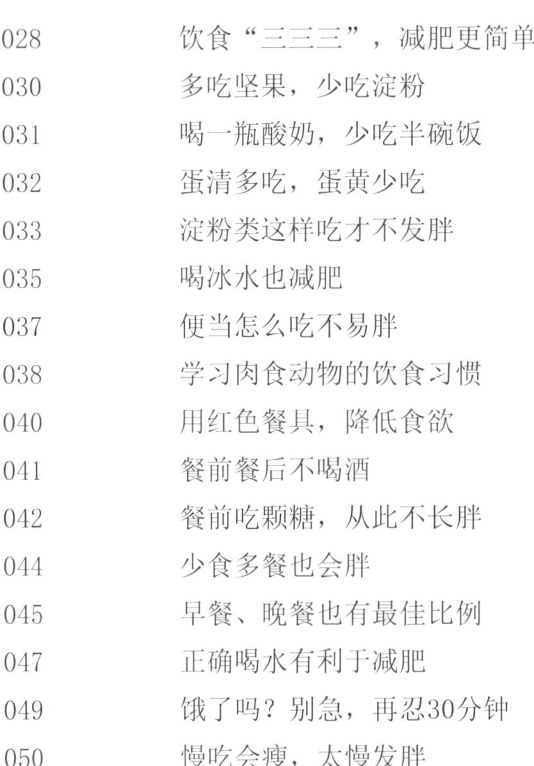

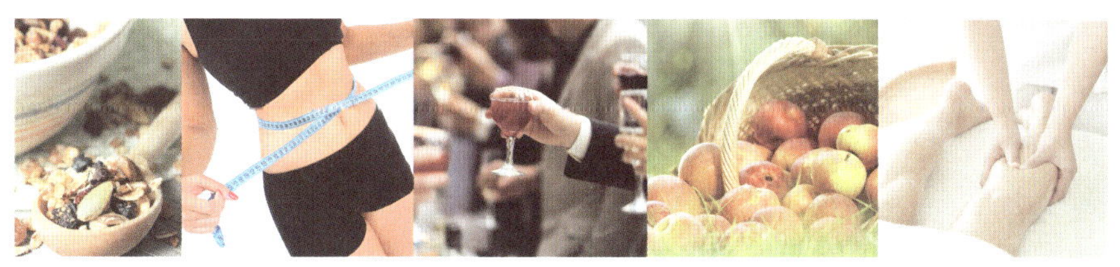

PLAN 02 运动制胜：一瘦一辈子的秘诀

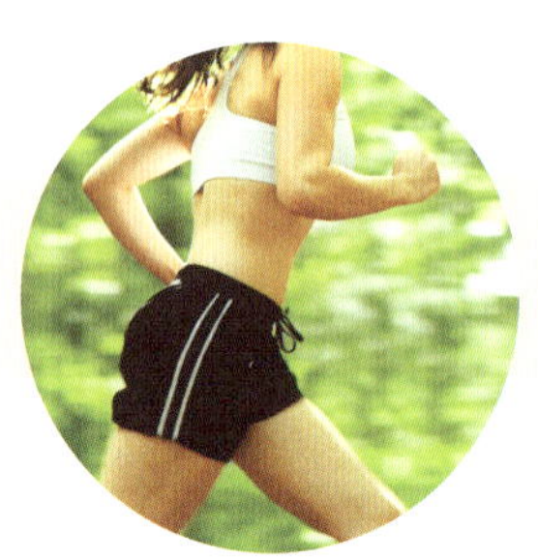

第一节 调动全身，甩掉浑身赘肉

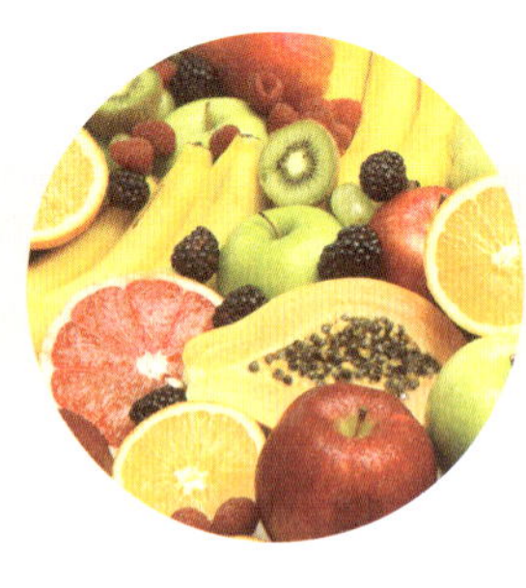

第二节 改变思维，崇尚有效运动

PLAN 03 生活大作战：瘦，从每一天开始

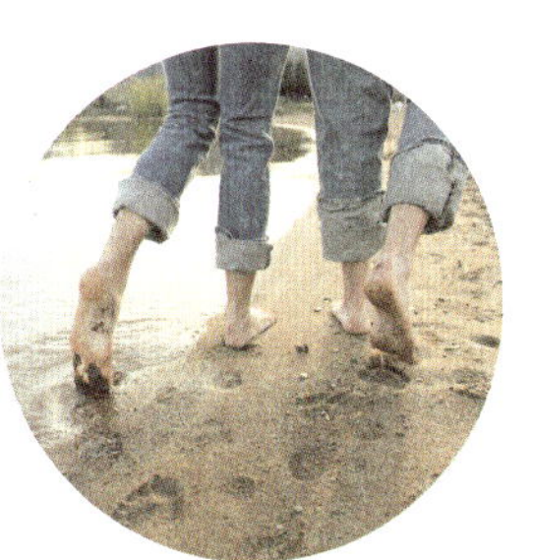

第一节 生活方式的改变1：培养正确的习惯

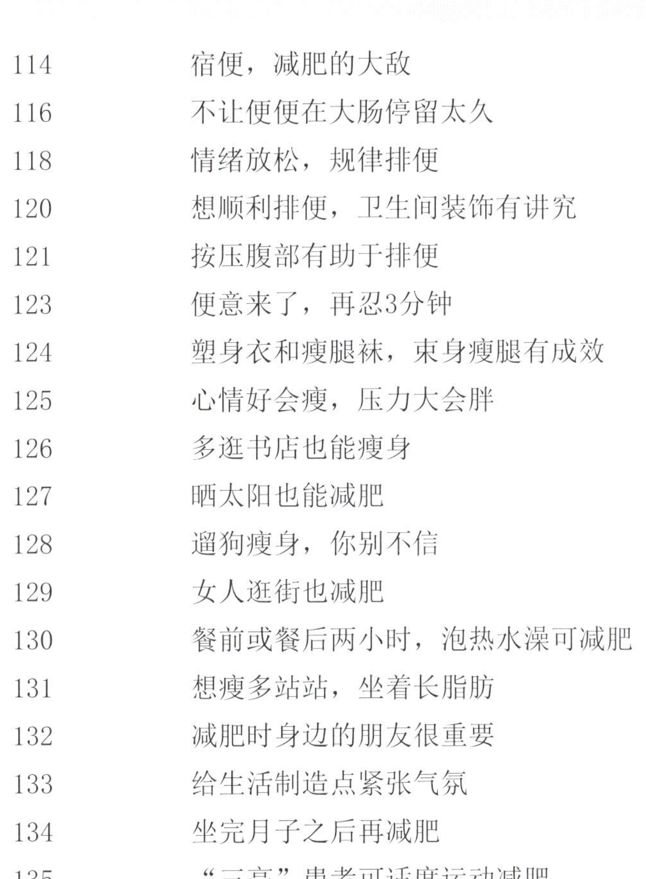

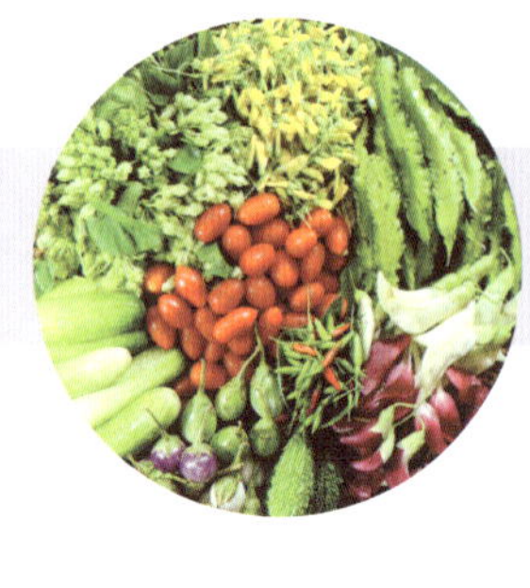

第二节　生活方式的改变2：纠正错误意识

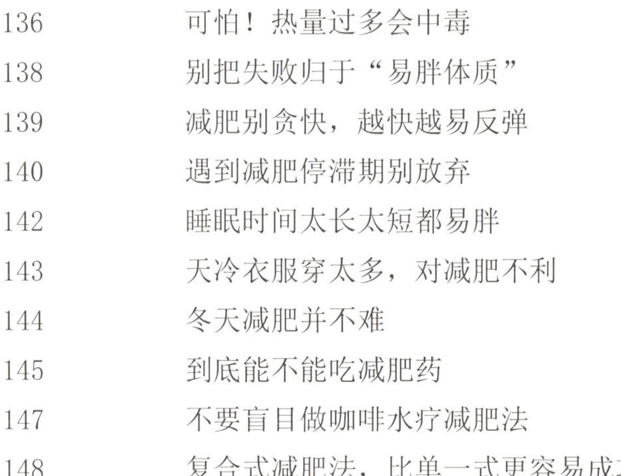

第三节　生活方式的改变3：重金属对健康的全面危害

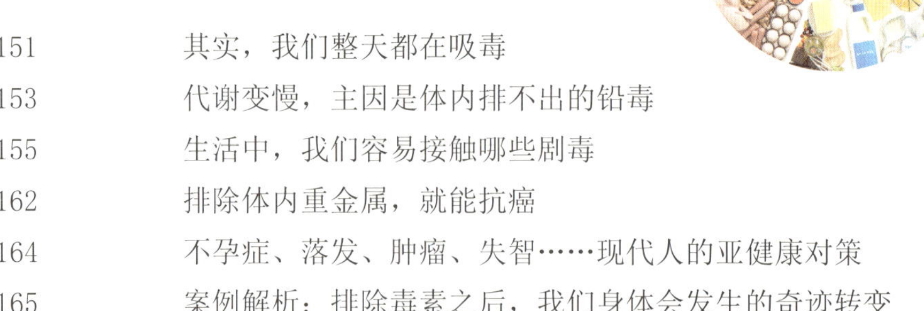

附录 邱医师瘦美专栏：一对一解答读者困惑

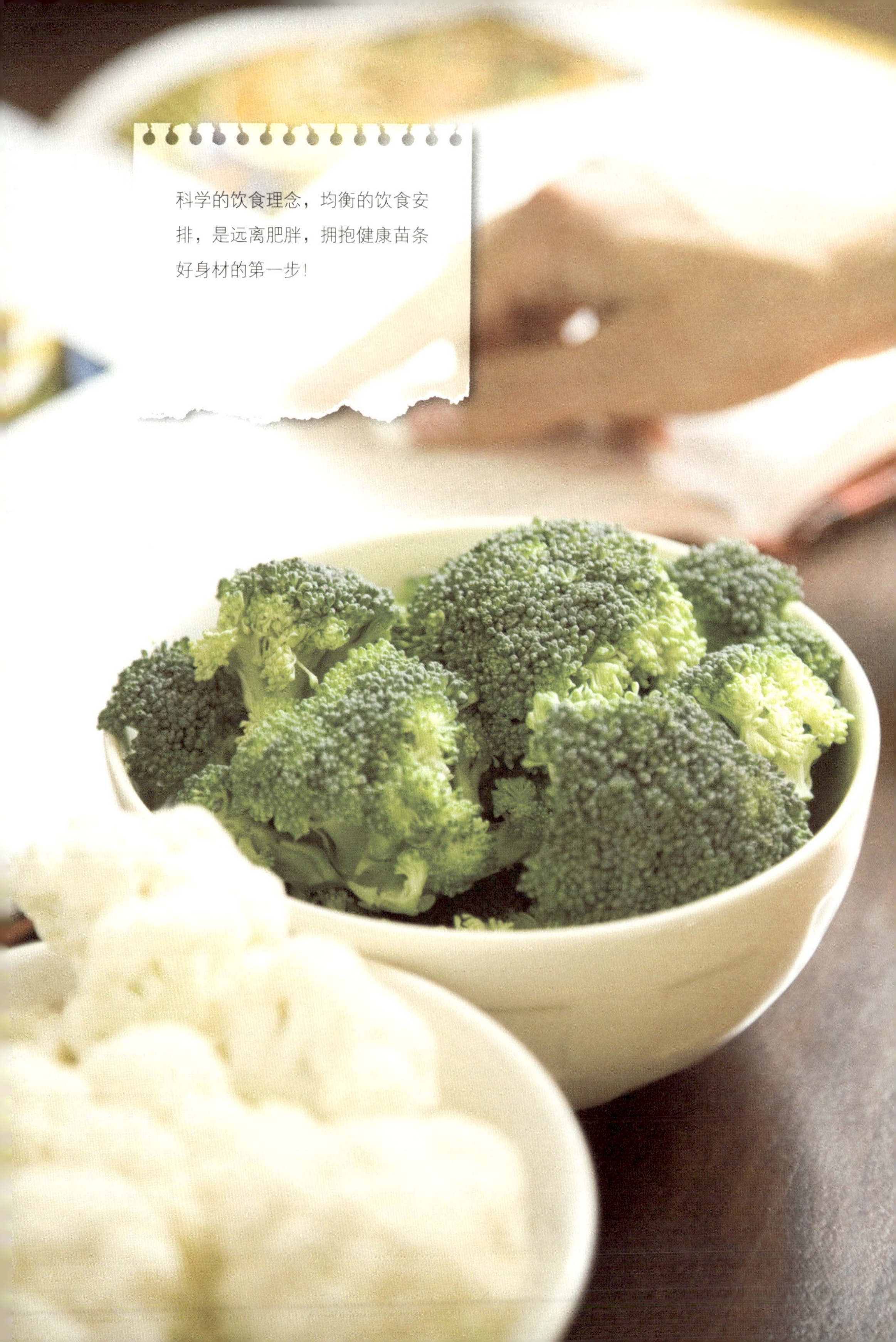
科学的饮食理念，均衡的饮食安排，是远离肥胖，拥抱健康苗条好身材的第一步！

PLAN 01

美食吃瘦：最幸福的减肥锦囊

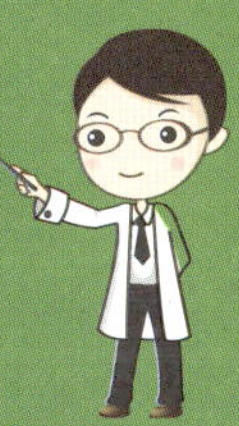

第一节
23味餐桌圣品，吃出瘦和美

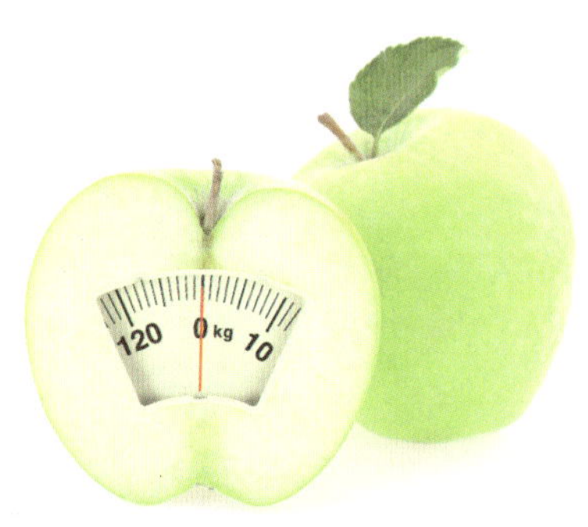

西红柿，减肥蔬果第一名

所有的蔬菜水果里，减肥蔬果西红柿排名第一。西红柿属于低热量蔬果，富含维生素C，糖分低，水分和纤维却很多。

据一些医学研究发现，西红柿里的番茄红素，可以减少紫外线对皮肤的伤害，不仅能美容抗衰老，还能保护心脑血管。那些经常处在阳光下的工作者，一定要多吃西红柿。

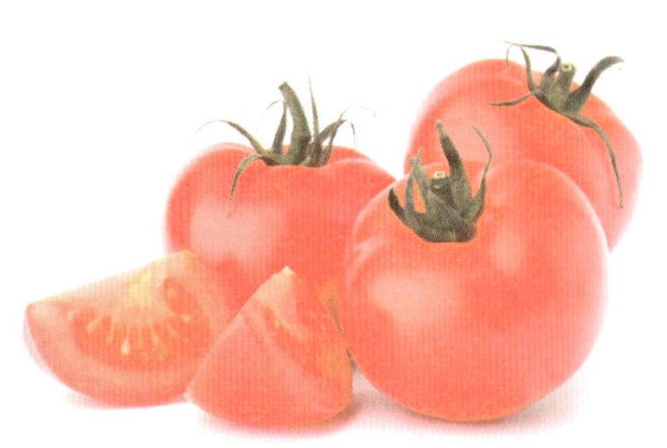

西红柿很受青睐，因为它既可当蔬菜，又可当水果。

西红柿含番茄红素（lycopene），因此能抗衰老和紫外线。又因它热量低、纤维多，很受减肥女士的喜爱。

西红柿怎么吃，减肥效果最好呢？生吃吗？最原汁原味，保持了它的营养成分。其实不然，若从减肥上来说，和其他食物一起炒着吃最有效。

番茄红素是脂溶性的，如果生吃西红柿，或者吃西红柿后喝水，番茄红素基本无法被人体吸收。所以吃西红柿时，最好是炒着吃。即便喝西红柿汁，也要在进餐后（胃里有油后）喝才有效果。

另外，西红柿富含矿物质、维生素C，营养价值很高，常吃还能增强人体的免疫力。

说了这么多，现在知道了吧！

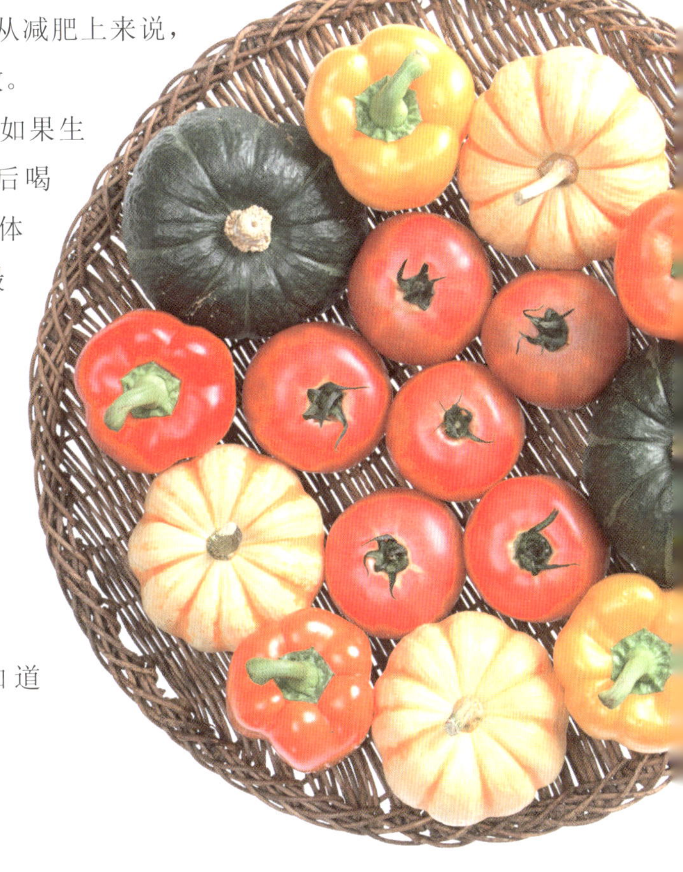

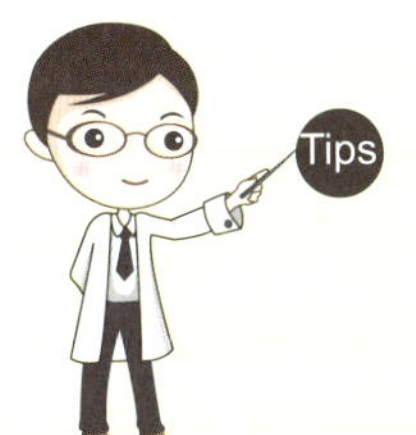

邱医生的小叮咛

西红柿虽好，但若想减肥，还是炒着吃最有效！

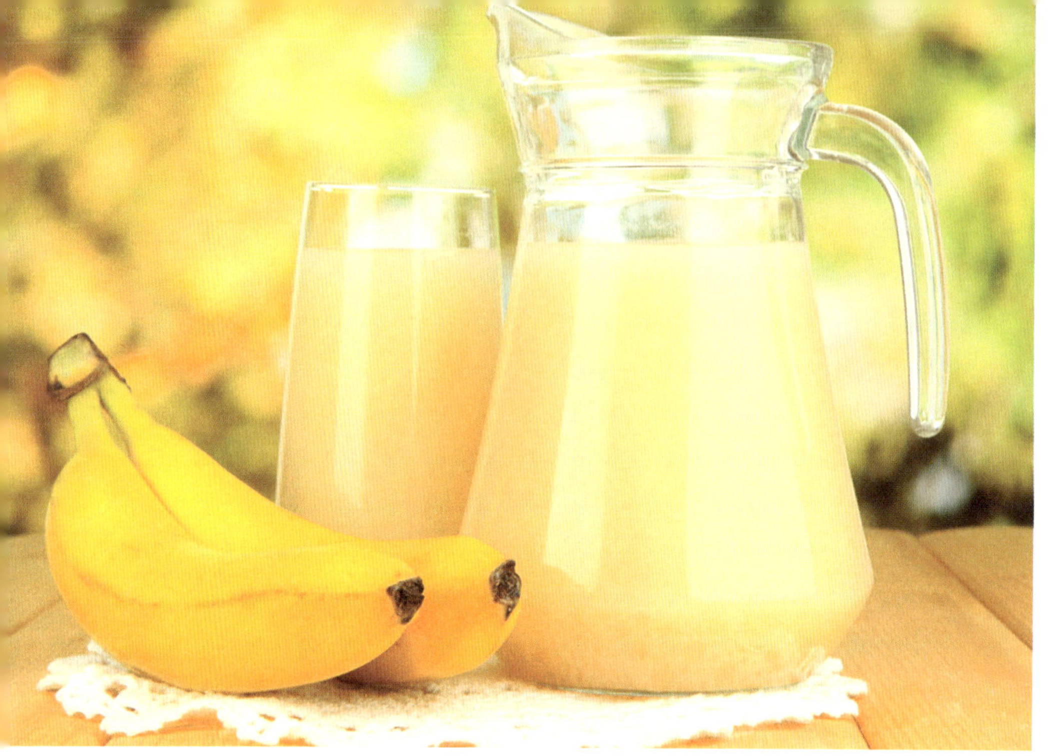

饭前一根香蕉可减肥

饭前吃香蕉也能减肥？香蕉不是高热量水果吗？

并非减肥就完全不能吃高热量食物，香蕉的热量虽高，但总热量低。

研究表明，一根香蕉的热量只有80千卡左右，虽然三根香蕉比一碗米饭的热量还低，但比吃一碗饭有饱腹感。

香蕉中还含有一种浓度很高的色氨酸（tryptophan）。当色氨酸进入人体后，很快就转化成血清素，它既能抑制人的食欲，让我们产生满足感和幸福感，又能转化成褪黑素，促进人体燃烧热量的脂肪细胞——棕色脂肪的生成。

所以，如果我们在餐前吃一根香蕉，既能让我们没有饥饿感，进食量减少，又能减少热量摄入，真是好得不能再好的减肥水果。

怎么样？餐前马上吃一根吧！

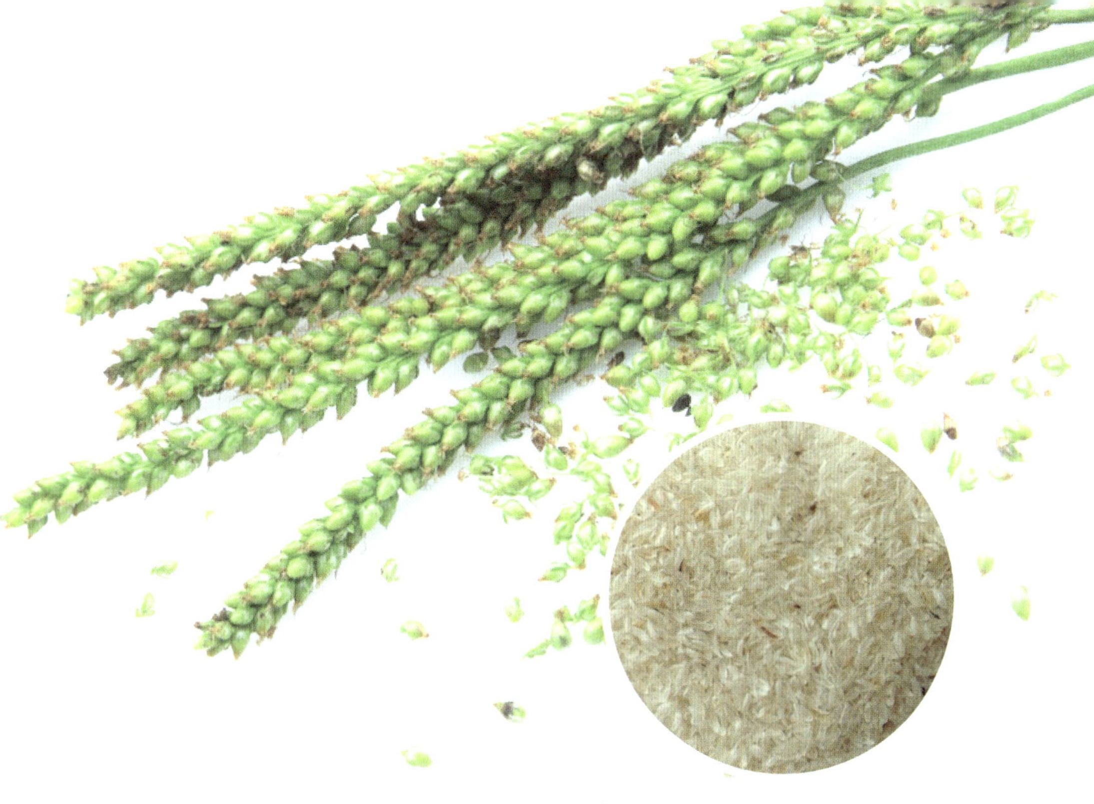

洋车前子，天然泻药

洋车前子是一种能降低坏的胆固醇（大约能降低7%，对好的胆固醇没有影响）、增加低脂饮食的降血脂功能（约4%）、降血糖的水溶性膳食纤维，最多能吸收14倍它本身重量的水，是患有糖尿病减肥者的福音。

它因内含珊瑚木、酵素、黏脂胶等，还是纯天然植物纤维的来源。

相比其他植物纤维，洋车前子还能软化粪便，又被称为天然泻药。进入人体后，它能形成果冻状的黏稠物质，从而达到减肥功效。

不过，洋车前子虽好，在食用时也要注意。刚开始时，不要大量食用，循序渐进，并要遵从医嘱。食用时，千万别忘了喝水，以免因食用过多纤维而导致胀气，并对肠胃造成影响。

吃苹果既减肥又防病

苹果富含维生素A、B、C，以及糖类、矿物质、有机酸、细纤维等营养素；皮内的果胶属于膳食纤维，能减肥。

吃苹果连皮吃才好。所有水果里，苹果、柠檬，以及柑橘皮的果胶含量最多，但大部分人不吃柠檬和柑橘皮，所以含果胶最多的水果，也就成了苹果。由于果胶分子越大，含甲基也就越多，甲基又对降低胆固醇最有效，因此，就有了“一天一苹果，医生远离我”之说。

我们在选择苹果时，一定要尽可能避免选择打蜡苹果，一定要将苹果刷洗干净。

最不容易让苹果营养流失的方式当然是把苹果连皮打成汁来喝。

美国艾奥瓦大学研究，苹果能减肥，还有一个因素，苹果中含有能增加肌肉量和棕色脂肪细胞的熊果苷。熊果苷对燃烧身体热量很有好处，因此增强了苹果的减肥功效。

苹果有这么多的好处，还犹豫什么？快吃一个苹果吧，既健康又能减肥。

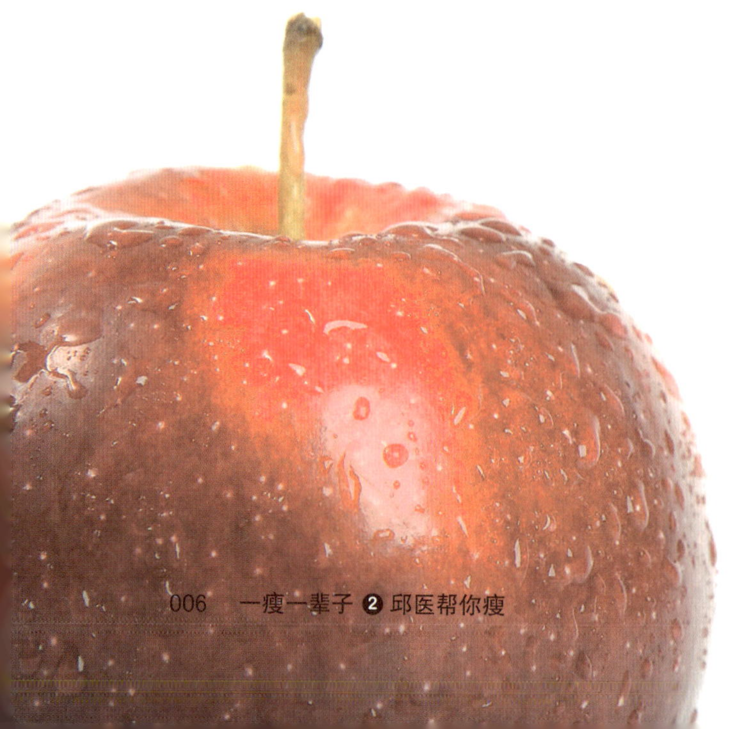

洋葱与大蒜，整肠、助消化

你一定想不到洋葱和大蒜也能减肥吧！

虽然味儿难闻，可它们真能减肥，因为它们内含丰富的菊糖。

洋葱和大蒜被我们吃进嘴里后，即便到了胃和小肠，也是不会被分解的，直到到了大肠，才会与大肠内的益生菌结合、发酵，进而产生有机酸。而这有机酸呢，又有很好的整肠、助消化功能，因而还能预防大肠癌的发生。

一些医学研究发现，从洋葱和大蒜里，还能萃取一种含有某种抗菌成分的东西，这种东西可以抑制金黄色葡萄球菌的繁殖，进而增强人体的免疫功能。也就是说，吃洋葱和大蒜，好处多多。

不过，如果真想以食用洋葱和大蒜的方式减肥，建议最好还是在运动后，这样能进一步降低甘油三酯，让减肥变得事半功倍。

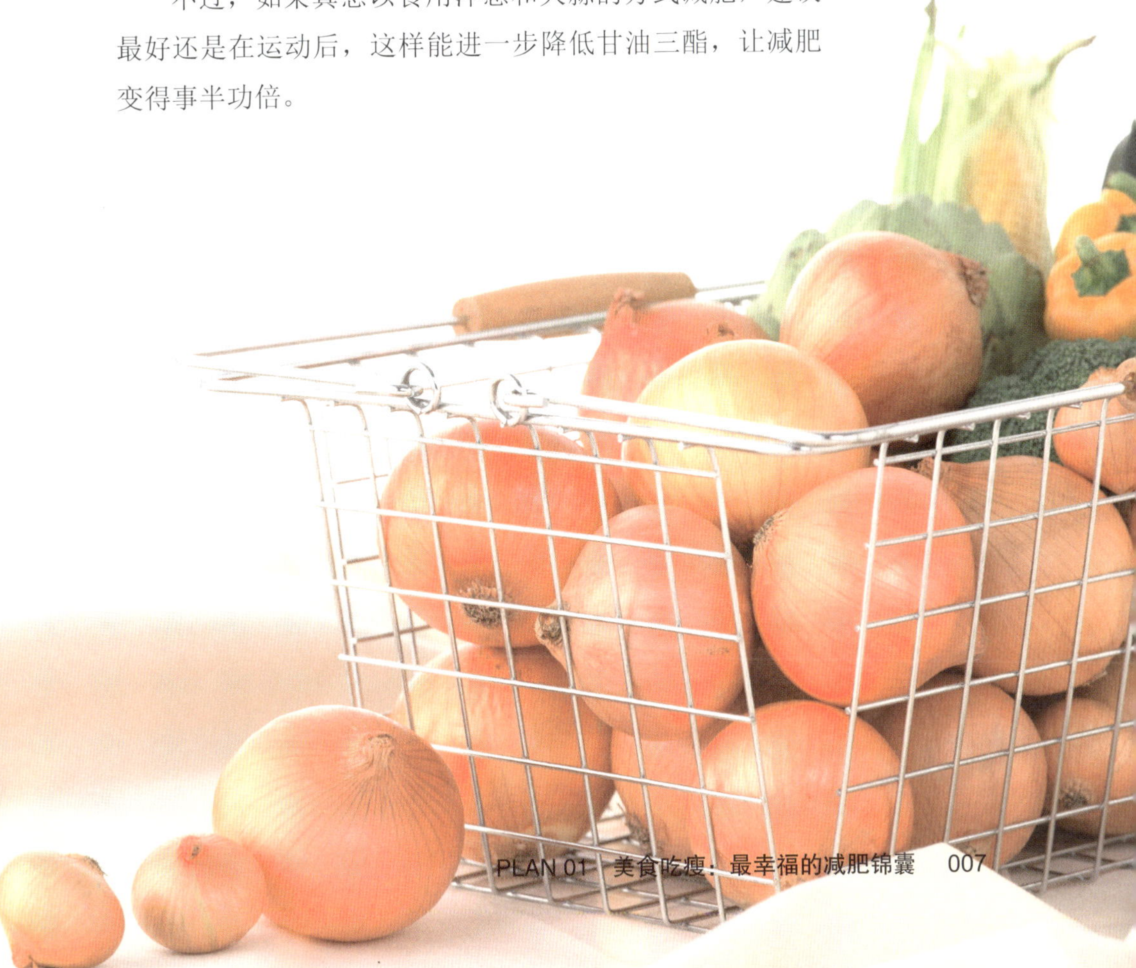

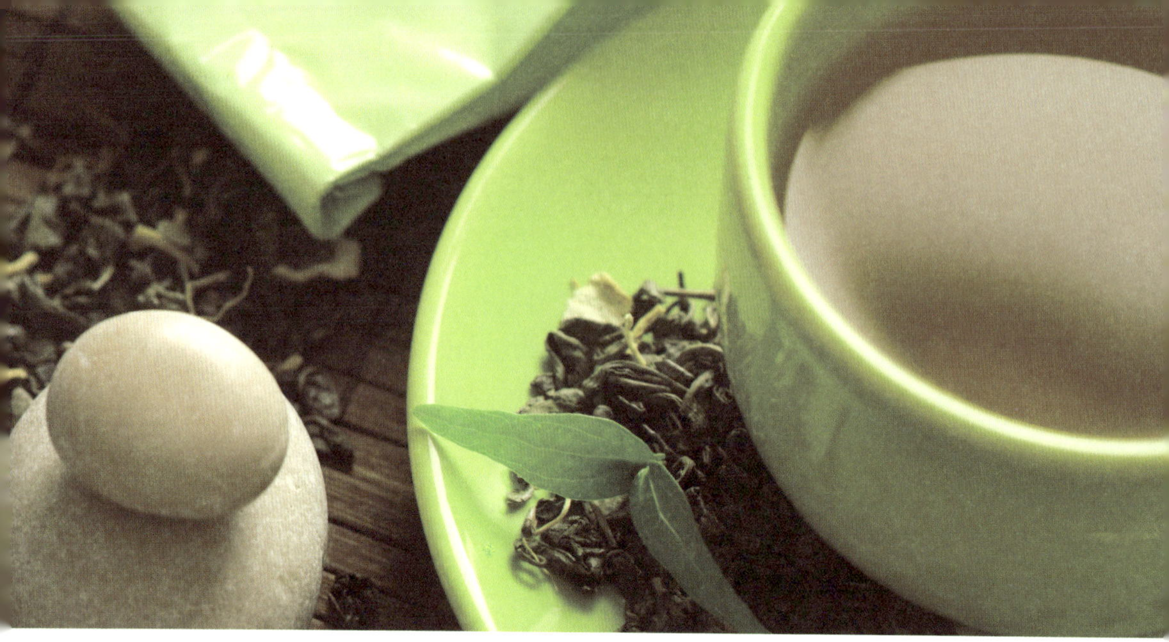

想减肥降脂，大餐后喝绿茶

肥胖是因为什么？油脂过多。

油脂过多怎么办？去除油脂。

在日常生活里，去除油脂最好的莫过于绿茶了。

绿茶中含有能去除油腻的儿茶素。如果大餐后，大量喝绿茶，可以把刚刚吃进去的大鱼大肉、糖类脂肪去除一些，进而减少了身体对糖和脂肪的吸收，起到减肥的效果。

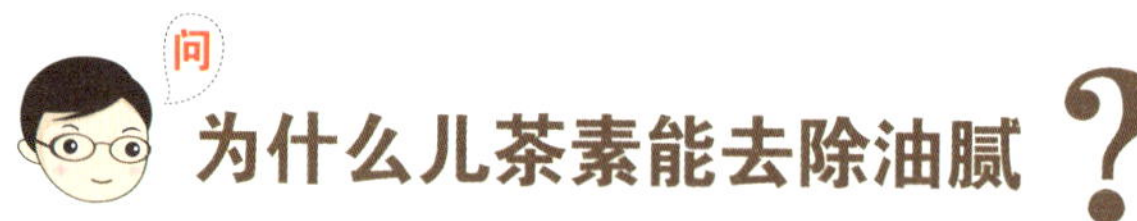

为什么儿茶素能去除油腻？

儿茶素是一种多酚类抗氧化剂，多酚的烃基在遇到糖类的醛基后，会形成共价键，这个共价键就起到了阻止糖类在消化道内被吸收的作用。同时，多酚遇到脂肪里的氨基酸后，双方一结合，便可降低消化酶的活性，这样，脂肪也就不容易被身体吸收了。

人之所以会发胖，是因为体内聚积了过多的热量，热量在体内又形成了脂肪酸，脂肪酸最后又以脂肪的形式存在于脂肪细胞里，因而让我们的身体变得臃肿有赘肉。

儿茶素正好就起到了抑制脂肪酸形成的作用。所以大餐后，若能饮用大量绿茶，就可避免热量在体内被全部转化为脂肪啦。

这种减肥方法并非人人适用，比如一些患有高血压、心脏病、肾脏病的减肥者，如果大餐后再喝大量绿茶的话，很可能会导致血压升高、肾脏积水，抑或让内耳淋巴积水进而导致梅尼埃病的发作。

梅尼埃病的病因就是内耳的淋巴水肿，这种患者别说大餐后喝茶了，即便是喝太多的水都可能产生晕眩、失衡、耳鸣、耳塞等症状。所以，患有梅尼埃病的人，切忌饮食太咸。因为太咸就意味着要喝水。

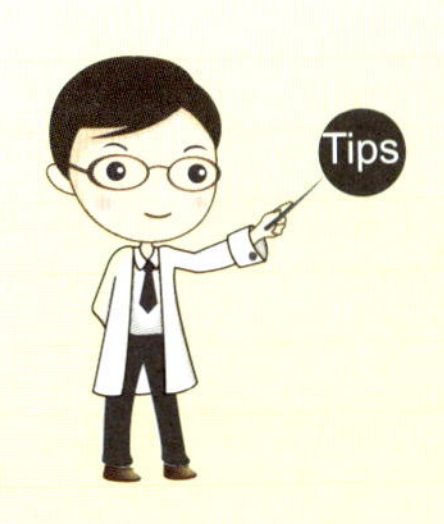

邱医生的小叮咛

乌龙茶也能减肥。乌龙茶不含热量、脂肪和钠，既能让身体的新陈代谢加快，又能促进身体内热量的燃烧。研究表明，一杯乌龙茶，可以让身体热量的燃烧提高3%，让脂肪消耗提高30%。除了少数患者外，那些应酬多，时不时要摄取大量高脂肪食物的减肥者，不妨在吃完大餐后，心定气闲地喝上几杯绿茶，抑或乌龙茶，以便让自己刚刚摄入体内的脂肪少一点儿，起到减肥的作用。

餐前吃点花生米

吃蛋白质能延长饱胀感，这是很多人都知道的事，可又有多少人知道，花生里虽然也含淀粉，但它却属于蛋白质呢？

很新鲜吧！

花生是植物蛋白质的一种，而且花生里还含有精氨酸（arginine），精氨酸能延长人的饱胀感，也就是耐饥，进而让人减少进餐量。同时，精氨酸还能促进升糖激素的分泌，帮助脂肪分解。

餐前吃几粒花生，能起到减肥作用。

不能吃太多，吃太多不仅不能减肥，还会增肥。

吃多少粒合适呢？据一些实验证明，5粒花生的热量，正好让我们产生饱胀感，而这饱胀感，也恰好允许我们再吃一些正餐。

倘若担心这么吃花生会长胖，那么可以选用另一种吃花生的方法——给花生蘸上点儿醋吃。这种方法更保险，花生蘸了醋后，醋酸能降低肠道中淀粉酶的活性，进而避免因进食而导致的血糖上升太快。食物的血糖指数越高，人就越容易肥胖。

如果不注意多吃了几粒，或者太好吃没忍住，吃多了，那就在吃正餐时，相应再减少摄取量，不然可就真弄巧成拙，让减肥变成增肥了。

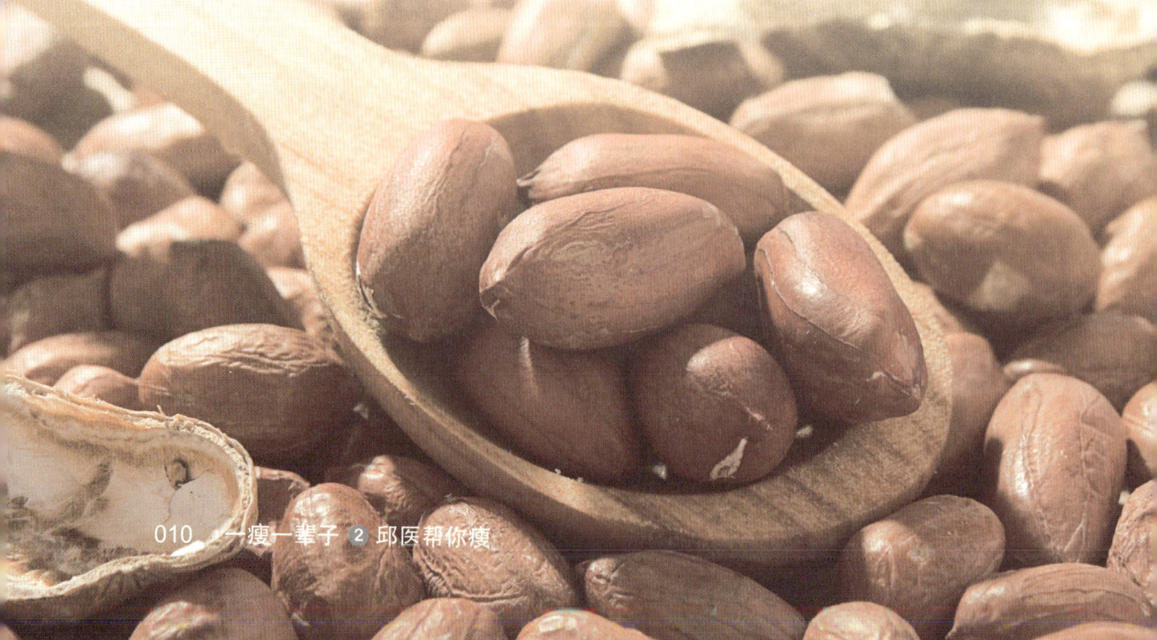

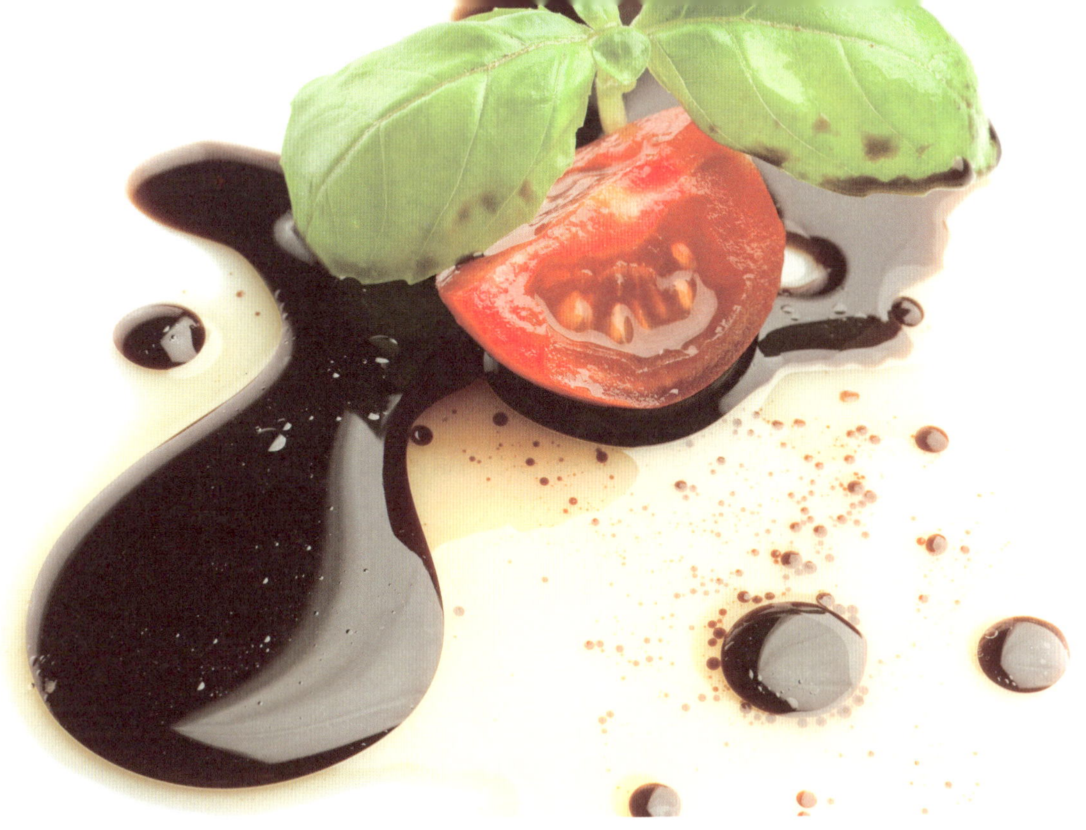

醋的减肥妙用

吃面包容易长胖，这是大部分人都知道的事。

原因很简单，面包由淀粉制成，且含有大量油脂，吃下去后，很容易让血糖上升，血糖的上升又促使胰岛素大量分泌，胰岛素的分泌将血糖转化成脂肪，堆积在体内。

不仅如此，由于胰岛素抑制血糖的能力太强，以至于让人很容易产生饥饿感，一感到饥饿，就忍不住要吃东西，就这样，想不胖都不行。

可实在爱吃怎么办呢？吃面包前先喝点儿醋吧！

胃液在带着食物进入肠道后，肠道会分泌出一种碳酸氢钠来，将胃液转化为碱性，肠道中的消化酶在碱性的环境中才能起到消化作用，在酸性环境中，肠道的消化酶无法被激活。喝点儿醋，让小肠里的酸碱度发生变化，就可以抑制肠道的消化酶，减少食物的消化和吸收，对减肥有帮助。

醋还能抑制糖类食物的消化和吸收，降低食物的升糖效应，减轻胰岛素的分泌速度，避免血液里的葡萄糖进入脂肪细胞后形成堆积。

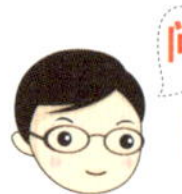

吃面包前，要喝多少醋才会起作用呢？

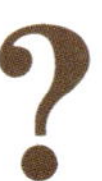

只需在250毫升的水里，加入两大滴醋就行了。当然，如果在吃完面包后，再喝上500毫升的白水的话，便能再次让消化道里的酶浓度得到稀释，进而让消化能力减弱，再一次减少热量被人体吸收。

醋酸还有延缓饥饿感的能力，这样便于我们减少进餐量，进一步起到减肥的作用。

好处很多吧！

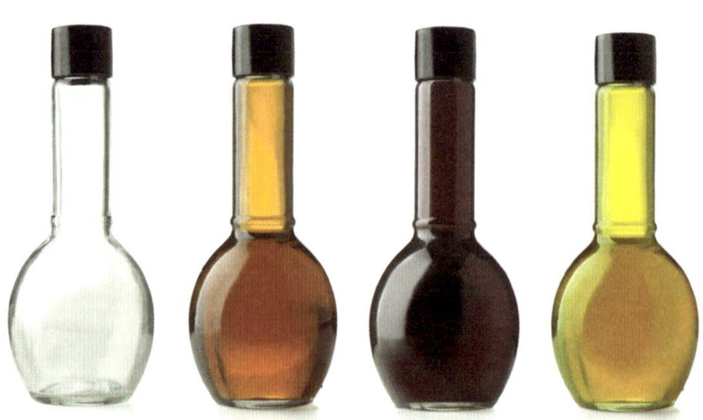

藤黄果放心吃，阻止脂肪堆积

我们总觉得吃水果不会长胖，于是少吃饭或不吃饭，拼命地吃水果。可结果却发现，吃水果也能长肉。

为什么吃水果也能长肉呢？水果里有果糖，果糖会在细胞里转变成脂肪。

爱用吃水果减肥的朋友，不用失望，有些水果，是怎么吃都不会长脂肪的，比如，藤黄果。藤黄果有阻止脂肪堆积的能力，甚至可以说，那些含有藤黄果成分的食品，我们都可以大胆地吃。因为藤黄果里的成分，可以阻隔葡萄糖转变成脂肪。

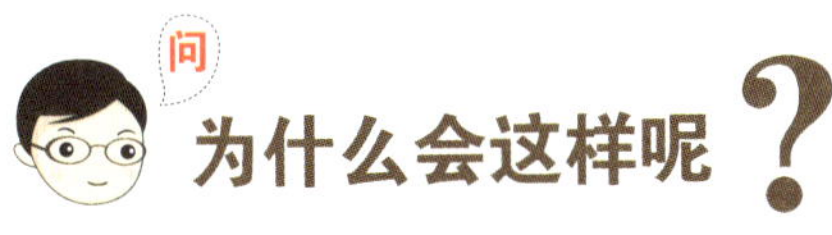

原来，人体内贮存脂肪的地方，主要有肝和脂肪细胞。而在葡萄糖转化为脂肪前，会变成柠檬酸。藤黄果的果皮里，含有羟基柠檬酸（hydroxycitric acid，HCA），羟基柠檬酸的结构和柠檬酸相似，不容易被分解。也正是因为它的不容易被分解，抑制了柠檬酸的分解酶，让葡萄糖转化为脂肪这道工序受到阻碍。

同时，那些没有被转化成脂肪的葡萄糖，会进入肝里，形成肝糖，如果肝糖贮存过多，就会让我们没有了饥饿感，进而减少食物的摄取量。

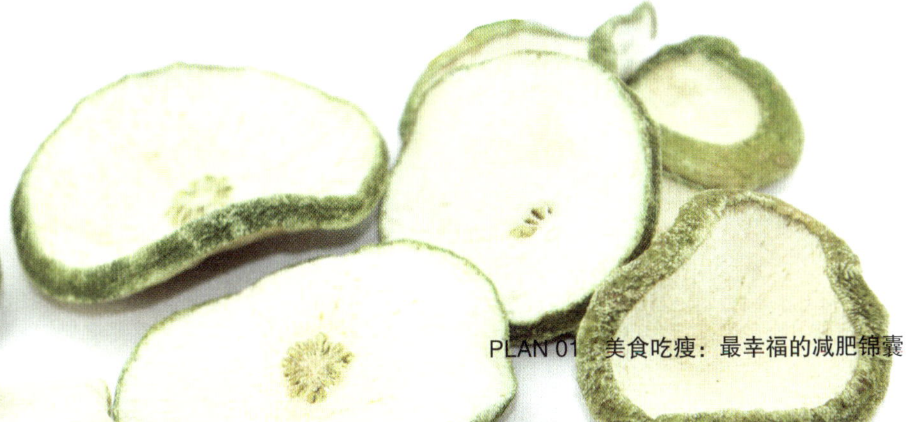

喝牛奶也能减肥，不是空谈

有人说，喝牛奶能减肥，因为喝牛奶能引起腹泻。

确实有些人喝牛奶会腹泻。小时候喝母乳和牛奶，我们的肠道里会产生一种分解乳糖的酶。成年后，是因为断乳且没有喝母乳、牛奶的硬性需求，肠道内能分解乳糖的酶也就消失了，在肠道内得不到分解的乳糖，在大肠内被细菌分解，进而产生乳酸，乳酸又刺激肠壁蠕动、收缩后，引起腹泻。更有甚者，有些人喝牛奶后，当乳酸的高渗透压，将水分挤压到肠液后，还会引起痢疾。

对减肥的人来说，适当的腹泻会起到减肥作用，但若成了痢疾，那就对身体有害了，所以还是要根据个人情况来选择。

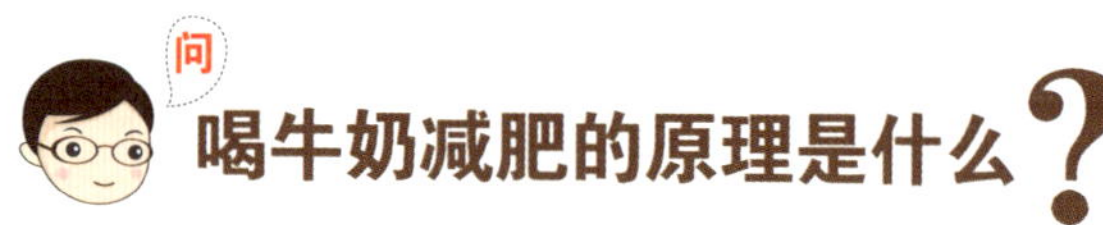

喝牛奶减肥的原理是什么？

它有些类似于番泻甙减肥，目的都是缩短食糜在肠道里停留的时间，使人体对热量的吸收有所减少。不同点在于，番泻甙是没有热量的，而牛奶有。

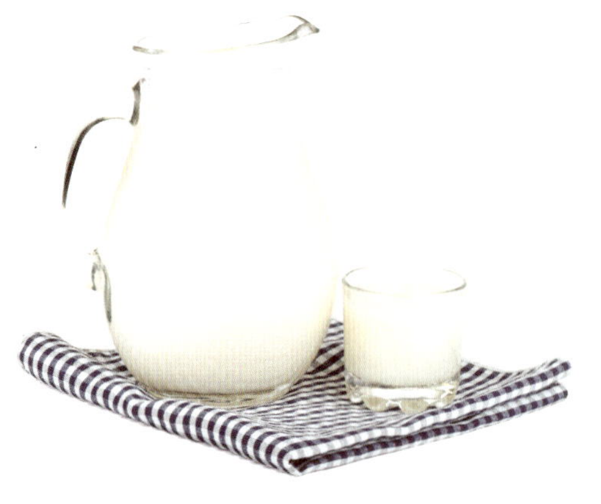

牛奶减肥只适用于喝牛奶腹泻者。如果喝牛奶不腹泻，那不仅不能减肥，还会因身体吸收了牛奶的热量而增重。

不管是喝牛奶减肥还是吃乳糖减肥，常喝牛奶，常吃乳糖，会使肠类细菌生成乳糖酶，进而分解成葡萄糖和半乳糖，减肥效果也就大打折扣了。

多吃深色水果，去油腻、降脂肪

减肥者对油腻食物又爱又恨。油腻食物让人肥胖，使人体血脂肪和三酸甘油酯升高，让坏的胆固醇增多，增加患上心血管疾病的概率。同时，很多油腻食品又那么美味。

其实，也并非油腻食物不可吃，只要吃得巧妙，照样不会长胖，照样不会患上心血管疾病。比如，当我们吃油腻食物的时候，不妨吃一些含有多酚和抗氧化成分的食物，这样就可以对抗自由基，使血脂肪和三酸甘油酯不再升高。

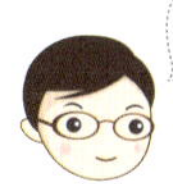

哪些是含有多酚和抗氧化成分的食物呢？

有人曾做了一个试验，让一个人在3个月里，每天都吃高脂肪食物，但同时，又让他食用10颗草莓，结果显示，此人血里总的胆固醇、三酸甘油酯及坏胆固醇，明显少了很多。

也就是说，草莓因为含有丰富的多酚、儿茶素和花青素，而且还有很强的抗氧化作用，因此，抑制了血脂肪和三酸甘油酯的升高，并使坏胆固醇减少。

是不是只有草莓才有这个作用？并不是，凡是含有多酚、儿茶素和花青素，具有抗氧化作用的水果都可以，比如一些深色水果。

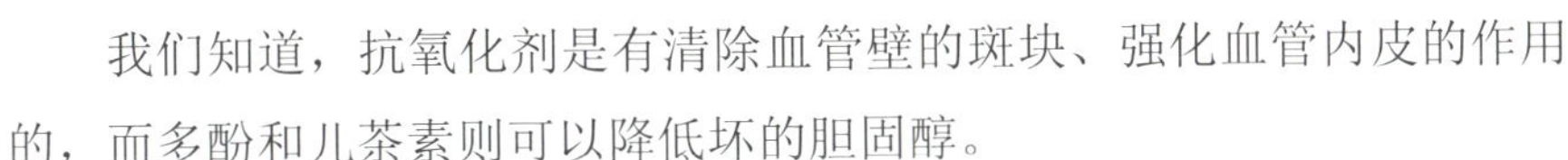

我们知道，抗氧化剂是有清除血管壁的斑块、强化血管内皮的作用的，而多酚和儿茶素则可以降低坏的胆固醇。

因此，一旦吃了过多油腻食物，那就尽快吃一些深色水果吧！

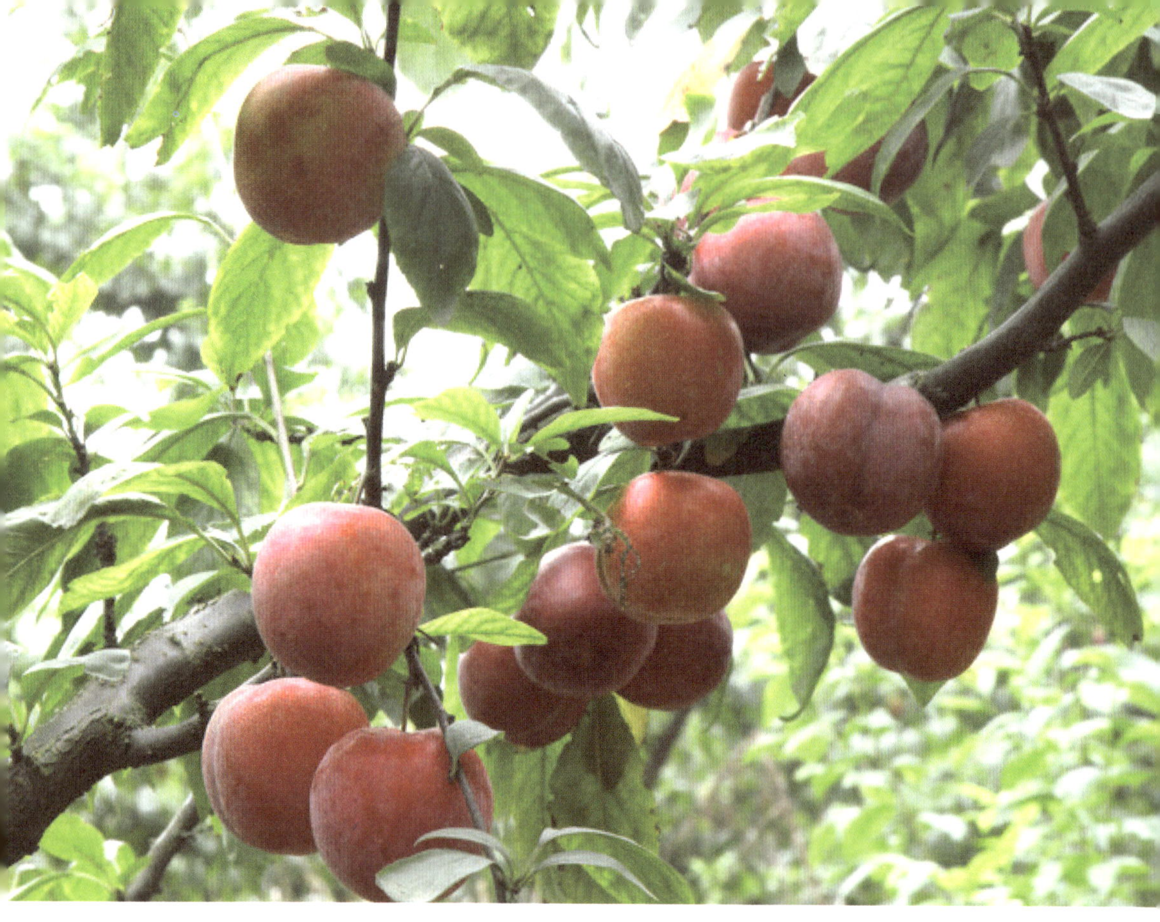

不妨常吃加州李

加州李能改善便秘，与芦荟有同样功效。原理也一样，加州李的水溶性纤维因为能帮助排便，所以既能减肥，又能美容，很受爱美女性的欢迎。

在挑选加州李的时候要注意，只有好的加州李，它的营养价值才高，才能既减肥又美容。怎么挑选加州李呢？很简单，看外观，看颜色，加州李的颜色越深（紫色），它的营养价值就越高。

加州李既可当水果吃，又能切成片和玫瑰花一起泡，泡出来的水果花茶，同样既能减肥，又能美容，而且比直接吃水果，效果更好。

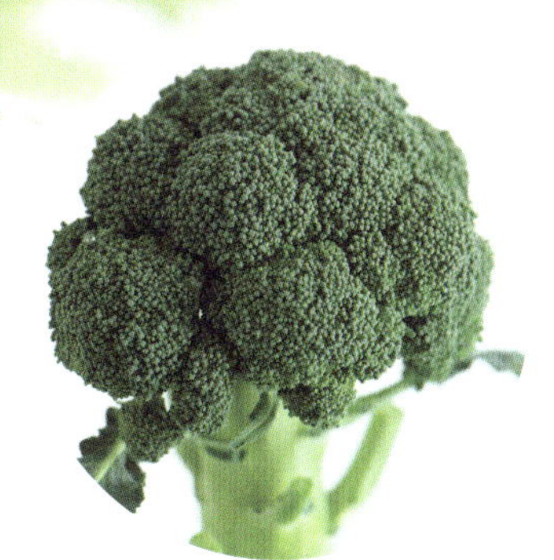

正确食用西兰花也减肥

一提西兰花，养生专家大都鼓励大家要多吃，因为它营养丰富；而减肥专家千叮咛万叮嘱，一定要大家少吃，因为它对减肥不利。

健康和减肥不能两全吗？掌握正确食用西兰花的方法就可以呀。

西兰花与油菜、芥菜等十字花科和洋葱、大蒜等百合科一样，都含有硫代葡萄糖苷（glucosinolate）。它们有个共同特点，会散发出呛鼻的气味。它们所含的芥子酶细胞（myrosin cell）成分能释放出芥子酶，而芥子酶再分解后，又能成为硫代葡萄糖苷，最后还会产生异硫氰酸盐（isothiocyanate）。

也就是说，那散发出呛鼻气味的罪魁祸首就是异硫氰酸盐。

异硫氰酸盐还能影响甲状腺对碘的摄取，进而导致甲状腺素分泌不足。甲状腺素分泌不足的后果就是肥胖。

吃西兰花等含有异硫氰酸盐的食物时，一定要注意以下几点：

第一，不要切碎它，可以整颗煮着吃，以免破坏芥子酶细胞，释放出芥子酶。

第二，做好即食，不要放得太久，太久也易释放芥子酶，且营养损失很大。

第三，食用时，可搭配海带、海藻等含碘类食物，以便预防甲状腺素分泌不足带来的一系列问题。

减肥者食用西兰花时，一定要避其易长胖因素，接受对身体有益的营养素。

新鲜芦荟汁改善便秘

芦荟可是个好东西，吃了既能美容，又能减肥。说它能美容，是因为它含有丰富的天然维生素A、B、C、E族，还含有身体所需的钾、锌等矿物质，另外还含有氨基酸，这些都是保持机体青春常在的基本元素。

同时，芦荟的多糖因能调节机体细胞免疫力和体液免疫水平、激活皮肤基底层的朗格汉斯细胞、增强皮肤局部免疫力和修复功能，因而对清除皮肤色素，抗紫外线、氧化性损害，增加皮肤弹性方面很有好处。

而说它能减肥，则是它有轻泻作用，可改善便秘。

那是不是就是说，市场上的那些芦荟汁，我们常常买来喝就行了？其实不然，市场上的那些芦荟汁，未必能起到减肥效果，因为商家怕顾客腹泻，同时也为了让芦荟汁喝起来可口，在制作时，已经将芦荟汁里的水溶性纤维去除掉了。

原本喝芦荟汁减肥，就是冲着里面的水溶性纤维和芦荟素去的，可都去除了，还怎么减肥？因此，若真想用芦荟减肥，用芦荟改善便秘，不妨自己榨新鲜的芦荟汁来喝。

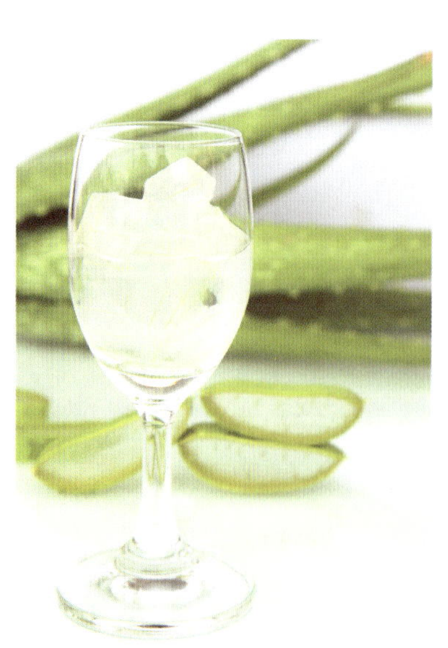

当然，用芦荟汁减肥和治疗便秘，也不能常喝，常喝会对此形成依赖，让它的减肥效果降低，抑或消失。

还有需要注意的是，自己榨新鲜芦荟汁时，一定要注意先去皮，因为芦荟的皮有毒性。

芦荟是个好东西，榨汁喝时，也要有节制，任何好东西多了也无益。

方法得当，喝咖啡也减肥

喝咖啡增肥还是减肥，说法不一。说咖啡增肥，是因为咖啡里有热量，且含糖分；而说咖啡能减肥者，则是因为咖啡里有咖啡因，咖啡因可以加速人体对热量的消耗。

真相到底是怎么样的呢？

据调查，1杯咖啡内含有100毫克的咖啡因，这些咖啡因能提高人体的心肺功能，让人体的新陈代谢率提高3%～4%。

我们知道，新陈代谢率的提高，是可以加速热量消耗的，自然也就起到了减肥作用。同时，咖啡还有利尿作用，可促进体内对多余水分的排出。除此之外，咖啡还能刺激肠胃激素，有通便作用。

有便秘问题的朋友，听了是不是很高兴？每天早上起床后，先喝一杯咖啡，让便秘不再成为苦恼，多美好的事。

这么看来，那咖啡能减肥的说法是对的。

其实，咖啡对人体的好处还不仅仅是这些，有研究表明，每天若喝3～4杯咖啡，还能预防心脑血管疾病，甚至能预防老年痴呆症。

咖啡要怎么喝？

喝咖啡虽然好处很多，喝的时候也要注意方式方法，否则喝了对身体反而有害。比如，边吃正餐边喝咖啡，或餐后半小时内喝咖啡，咖啡里起关键减肥作用的咖啡因和单宁酸反而会影响身体对铁的吸收。

什么时候喝咖啡对减肥最有利呢？当然是运动前或运动后了。

运动时，身体内的脂肪会燃烧，运动前后喝上一杯咖啡，可延续身体内脂肪的燃烧，对减肥更有利。

膳食纤维助减肥

不容易被人体吸收消化、不能产生能量的碳水化合物就是膳食纤维。

根据是否溶于水，膳食纤维分为两种，不可溶性纤维和可溶性纤维。我们常见的不可溶性纤维是含有纤维素和木质素的；而可溶性纤维则含有果胶、菊糖、低聚果糖、β-葡聚糖，及人工合成的聚葡萄糖等。

简单地说，我们日常生活中所食用的食物残渣，就是不可溶性膳食纤维。相反，那些被我们食用，又不留残渣的，能被水溶解的就是可溶性膳食纤维。由于膳食纤维热量很低，消化道的消化酶无法将它们消化，对减肥者来说，是个很好的东西。

同时，膳食纤维的吸水能力很强，类同于海绵，见水就膨胀。因而，如果想减肥，就多吃含膳食纤维的食物，比如大部分水果、蔬菜，以及玉米和豆类等。

当然，如果工作很忙，又有很多应酬，没有机会吃这些含膳食纤维的食物，也没关系，不妨在赴宴、上餐桌半个小时前，服用一片膳食纤维片，这样，在我们动筷子前，便有了饱胀感，用餐时也就有节制多了。

需要注意的是，服用膳食纤维片时，服用的水最好不要少于200～300毫升，太少起不了减肥作用。

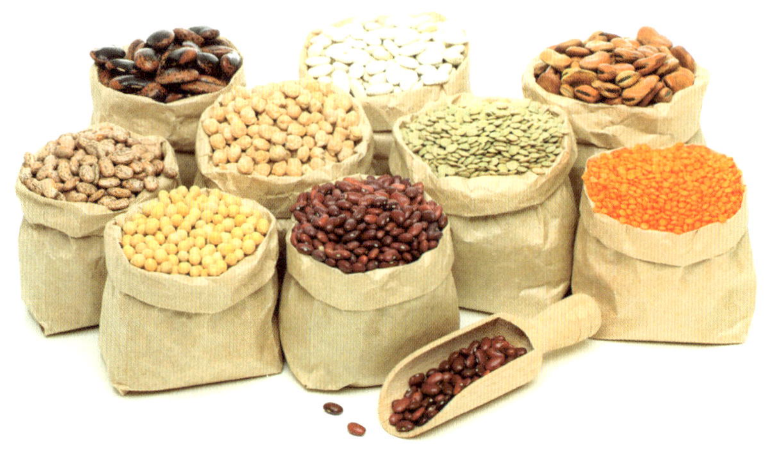

维生素C，燃烧脂肪的催化剂

维生素C又名抗坏血酸，有祛斑、美白功效。维生素C不仅对皮肤有好处，而且对靠运动来消耗能量、减肥的人来说，也非常重要。因为它是燃烧脂肪的好帮手。

运动减肥者中，很多人会选择快走和骑单车。这两项运动，很费体力，如果我们在进行这两项运动时，能及时补充一些能够清除线粒体产生的自由基，如维生素C，不仅可以抗疲劳，而且对瘦身很有好处。

研究表明，在所有参加运动的减肥者中，补充了维生素C的成员，普遍比那些没有补充维生素C的成员看起来年轻，且身材好。这就归功于维生素C延缓衰老、燃烧脂肪的功效了。

那么，一天补充多少维生素C，对那些做减肥运动的人最合适呢？

研究表明，一天补充3克的维生素C最合适。市场上的维生素C，一粒大概是500毫克，按这个计算，一天吃六粒即可。一日三餐，一餐两粒。

有些人要说了，平时吃水果、蔬菜的时候，里面不是也富含维生素C吗？再另外补充，会不会太多了，会不会对身体有害？确实如此。国外的研究表明，长期大量服用维生素C，对凝血功能和消化功能可能有不利的影响。另外，患肾结石的可能性也会上升。

两相权衡之下，最好的方式是在运动的前后补充维生素C，帮助我们燃烧更多的脂肪。如果没有运动的习惯，没事就吃维生素C对减肥是没有帮助的。

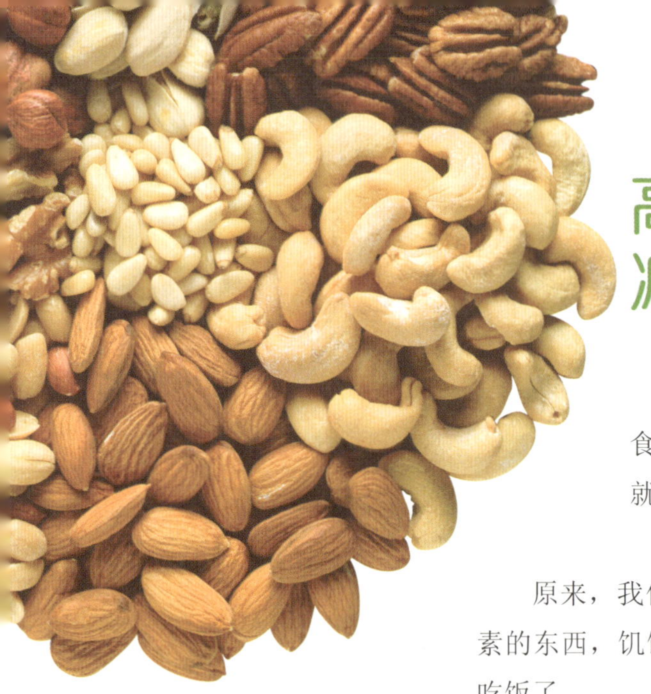

高蛋白质食物，减肥的佳品

即使是吃了不少面包或面食，可过不了多久，又饿了，这就是吃面包或面食不耐饥。

为什么会这样呢？

原来，我们的胃部会分泌一种叫作饥饿激素的东西，饥饿激素的工作就是提醒我们：该吃饭了。

科学研究表明，胃部是否分泌饥饿激素，与我们吃了什么食物有关，与吃了多少没有关系。比如，吃了高蛋白质食物，抑或是高脂肪食物，胃部就不会急着去分泌饥饿激素，我们就不会有饿的感觉。也就是说，吃高蛋白质和高脂肪食物耐饥。

面包和面食是淀粉类食物，食用了三个小时后，胃部便分泌出了饥饿激素，我们就会感到饥饿，就想着进食了。这就对减肥不利了。

淀粉类食物还不是促使胃部分泌饥饿激素太快的。如果把面包和面食换成了水果（全天都吃水果），饥饿激素分泌更快。

既然如此，那就多吃一些含高蛋白质的食物（高脂肪食物因热量高，减肥时不宜吃），少吃淀粉类食物吧！

又有人要说了，前面不是说水果含膳食纤维，减肥要多吃吗？为什么又说多吃水果更容易饿，不利于减肥呢？到底要怎么做？很简单，水果更容易饿，所以不宜当成主食来吃，只能当成补充食物。

在这里，教大家个进食先后口诀：先蛋豆鱼肉，后米饭面食；先蔬菜，后水果。

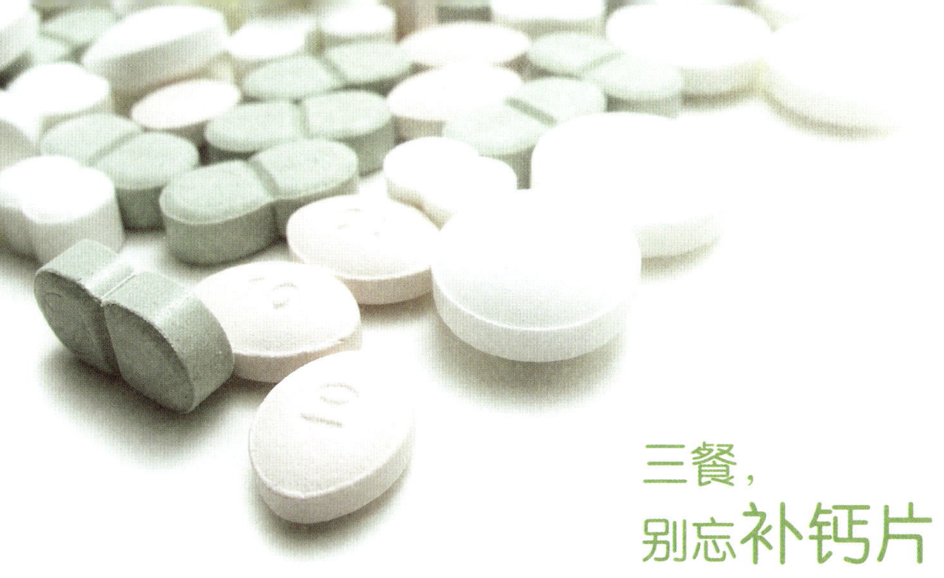

三餐，别忘补钙片

钙对人体很重要，缺钙对每个年龄段的人来说，都是有害的。因此，补钙成了老人、小孩、孕妇等必须做的事。

不过，很多人只知道补钙可以预防很多疾病的发生，却不知道补钙也能减肥。

补钙为什么能减肥？

这么说吧，减肥说到底是为了减掉脂肪，而若想减掉脂肪，最好能有抑制脂肪吸收、促进脂肪分解的东西出现。那么谁有这个能力呢？钙！当钙和脂肪酸，特别是硬脂酸（长链的脂肪酸）结合后，就能起到抑制脂肪吸收，促进脂肪分解的作用。因而，补钙对我们人体来说，就成了一举两得的事情。

钙要怎么补？当然除了从我们日常所吃的食物里摄取外，还要适当地补充一些钙片了。牛奶是钙含量较高的食物，如果对蛋白不过敏，可以坚持喝牛奶。

问题又来了：如果我们每天喝一杯牛奶，是否身体里所含的钙量，就能承担起减肥责任了？

并非如此，要看自己的身体状况。如果只是为了身体不缺钙，多吃一些含钙量高的食物就行了，不用再吃钙片。可如果还想用钙减肥，那么，就要适当增加钙的吸收！

多吃蛋白质能减肥

减肥过程中的饮食原则，有一点要特别强调：尽量减少淀粉类的热量，增加蛋白质的热量。大家都懂得要摄入均衡的营养，可想减肥的人一定要想办法减少热量摄入。在2011年，比利时的一篇医学论文中提到，他们进行了一项实验，让想减肥的人分成两组，每组被调查者分别进入不同的房间自由吃，不去限制他们一天的总热量摄取，其中一组是增加蛋白质热量的来源，另外一组是增加淀粉类的来源。

实验进行了半年之后，吃蛋白质多的这一组人，体重明显地下降了，而且体重下降得比淀粉类的这一组更多。这个实验有个重大的意义，它并没有限制减肥的人一天总热量的摄取，只是把他们的饮食结构做了一些调整，增加蛋白质的比例，减少淀粉类的比例，这样的情况下就可以达到减去脂肪的目的，从而减轻体重。

从科学角度解释，这是因为蛋白质有几个好处：第一，人体消化过程中，需要用更多的热量消耗蛋白质；第二，蛋白质的热量来源可以让我们增加饱腹感，这样就会延缓饥饿的时间，减少下一餐进食的量。

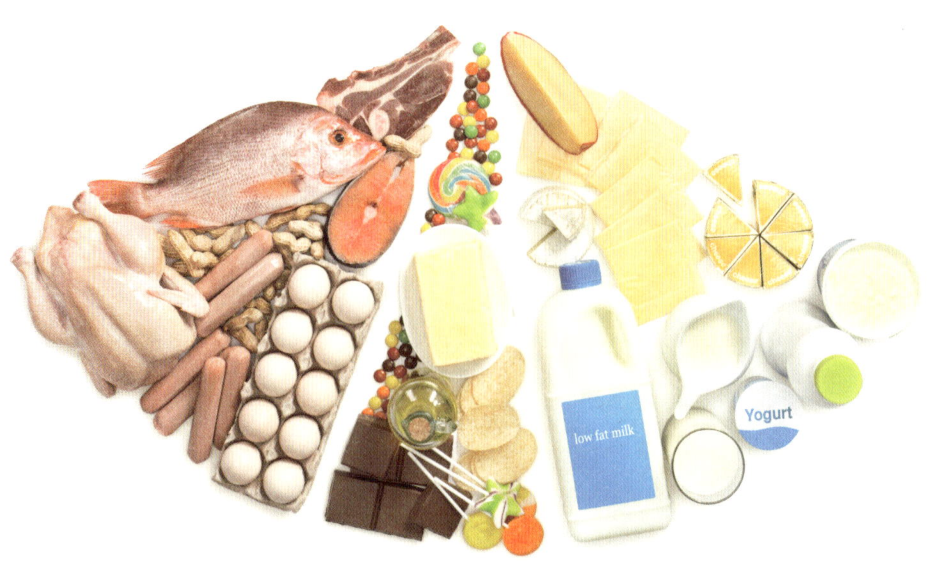

植物中萃取的燃烧脂肪物

燃烧脂肪，是一种有效的减肥方式。为了能让脂肪燃烧，一些人选择了运动，可那些不爱运动的，又要怎么做呢？

我们先看看运动时，脂肪是怎么燃烧的吧！

运动能让脂肪燃烧全是因为运动能让肾上腺素分泌，那么，怎么才能寻找到一种能替代肾上腺素的东西呢？其实，可以从一些植物里萃取，比如以下几种：

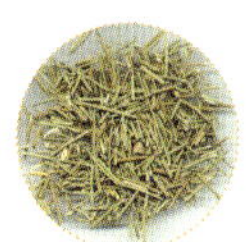

麻黄：麻黄属于中草药，它含有丰富的麻黄碱，虽然不及肾上腺素的效果好，但它燃烧脂肪的持续力很长，而且在促进脂肪分解上是很有效的。

苦橙：苦橙内含有脱氧肾上腺素（synephrine），这脱氧肾上腺素也有肾上腺素的功效。

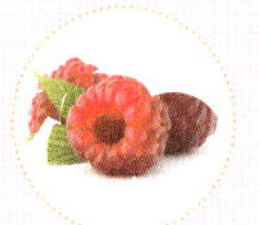

覆盆子：覆盆子内含烯酮素（raspberry ketone），烯酮素在结构上和脱氧肾上腺素很相近，当然也就有肾上腺素分解脂肪的效果。

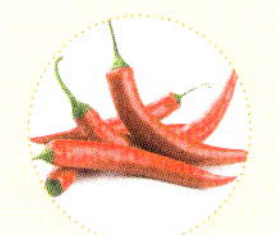

辣椒：辣椒内含有辣椒素（capsaicin），和覆盆子里的烯酮素一样，在结构上类似脱氧肾上腺素，所以也能起到分解脂肪的作用。

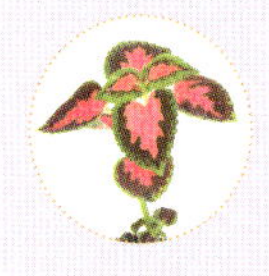

锦紫苏：锦紫苏内含毛喉素（forskolin），毛喉素能活化腺苷酸环化酶（adenylate cyclase），进而产生一种环状核苷酸，这个过程，也与肾上腺素的功效相同。

所以说，如果不想用运动燃烧脂肪，就服用以上几种植物萃取物吧。其中，覆盆子果干还可以和咖啡搭配着食用，算是完美的下午茶搭档。

焦葡萄糖酸钙，空腹服用可减肥

在减肥的女性中，时常流传着这样一种说法：焦葡萄糖酸钙（calcium pyruvate，或称丙酮酸钙）能减肥。

真是这样吗？

我们都知道，运动可以减肥。因为剧烈的无氧运动后，氧气供应跟不上，进而使人体产生肝糖代谢，导致乳酸堆积。运动总有结束的时候，无氧运动结束，氧气的供应又跟上了，呼吸也有了规律，那堆积的乳酸便会被代谢为丙酮酸，丙酮酸形成后，只能进入胰脏的α细胞，无法进入β细胞，因而可以刺激升糖激素的分泌，这个过程不仅能使人体燃烧脂肪，还能降低人的食欲，减肥也就是顺理成章的事了。

同时，丙酮酸进入线粒体的三羟酸循环后，又会产出36～38个腺苷三磷酸。而葡萄糖酸钙，也就是丙酮酸钙中的丙酮酸，是有着刺激升糖激素分泌的作用的，因此，服用它和做无氧运动减肥有着同样的功效。

不过，丙酮酸刺激升糖激素，只有在胰岛素没有分泌时才会发生，所以如果我们先吃饭，再服用丙酮酸钙的话，就会让血糖上升，刺激胰岛素分泌，也就起不到减肥的效果了。

总而言之，想用服丙酮酸钙的方式减肥，那就在空腹的时候服用吧，若餐后再服用，基本没作用。

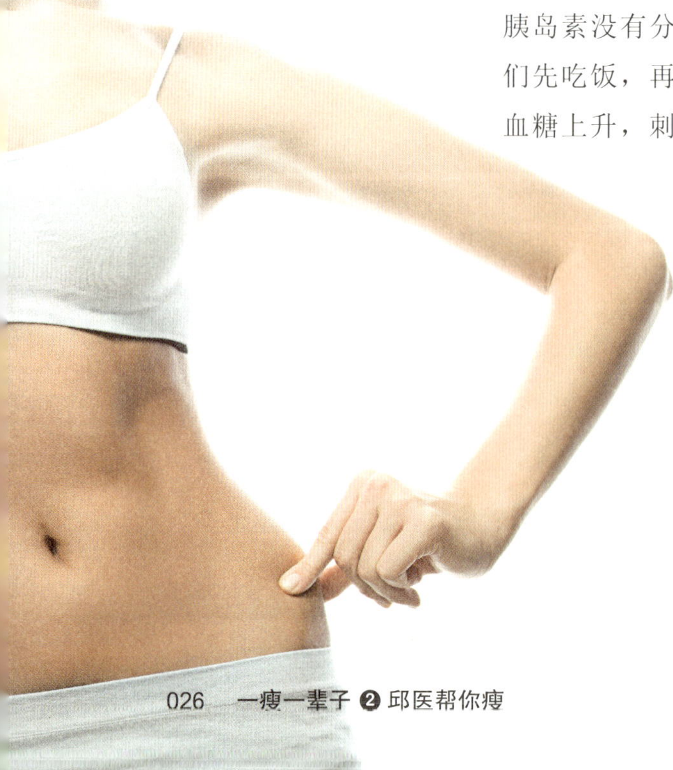

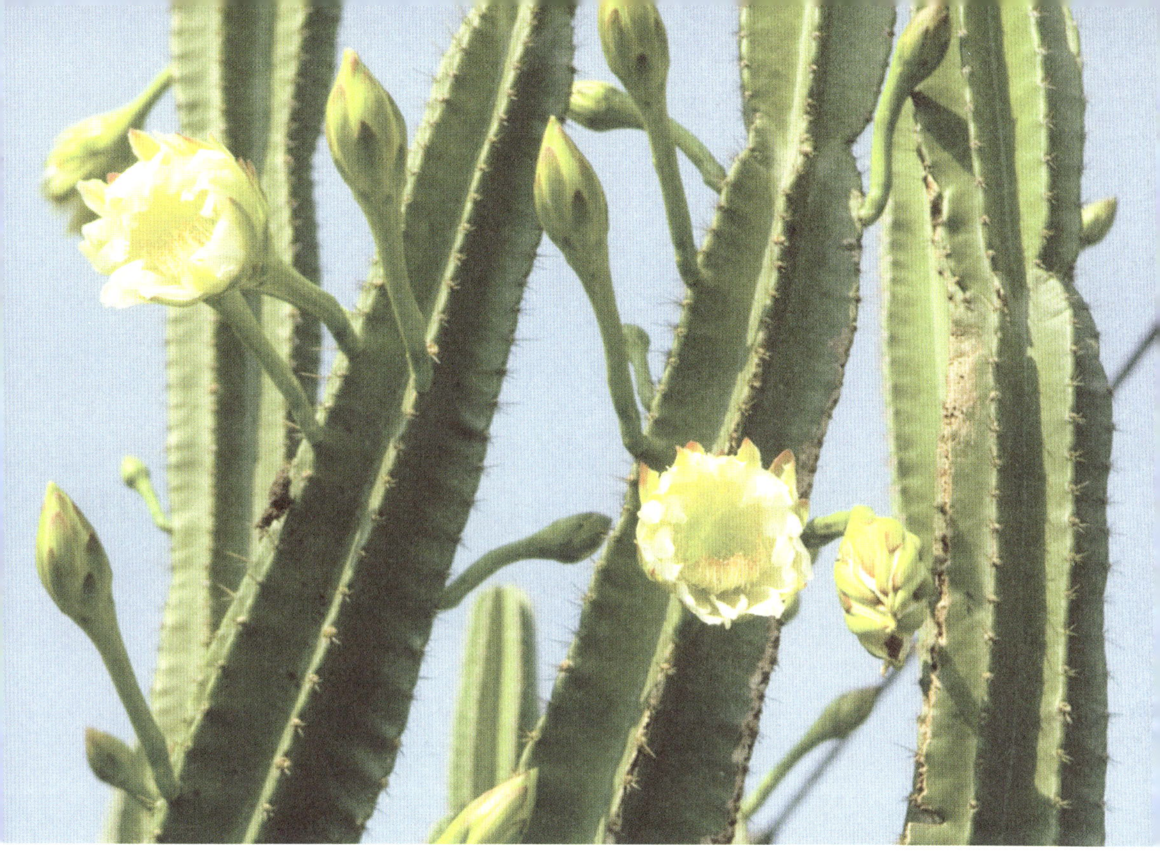

含有减肥成分的蝴蝶亚

“蝴蝶亚”（hoodia gordonii）俗称“乳草”（milkweed），是一种原产于南非的植物，外形很像仙人掌。

“蝴蝶亚”之所以被人用来减肥，是因为它含有一种叫类固醇糖苷（steroidal glycoside）的成分。据科学研究发现，类固醇糖苷能抑制人的食欲。也正因为如此，市场上很多减肥产品里都含有这个成分。

当然，在我们买含有“蝴蝶亚”成分的减肥产品时，一定要特别注意它的浓度和纯度，如果浓度和纯度不够，它所含有的类固醇糖苷就很少，甚至说不定已经流失了。如果是这样，你就是吃再多的“蝴蝶亚”减肥产品，也是不起作用的！

第二节

40条饮食习惯，持续瘦和美

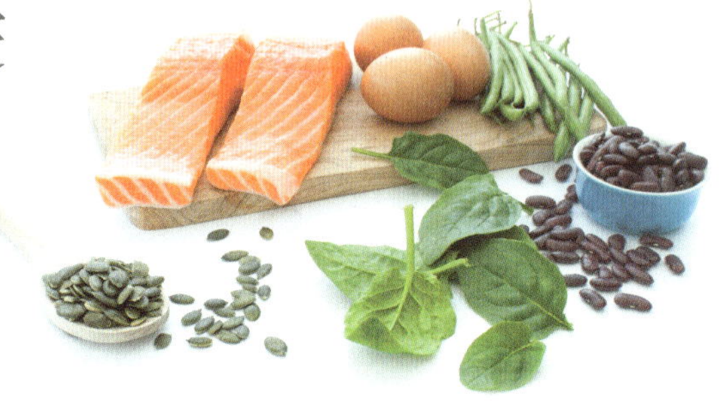

饮食“三三三”，减肥更简单

减肥方法千万种，但有一条肯定是和饮食密切相关的。因此，有节制地吃喝，良好的饮食习惯，才是预防肥胖的最有效的措施之一。

因为不管你采用哪种减肥方法，大吃大喝都不行。那么，如何有效且简单地让自己有节制地吃喝呢？有减肥专家推出了控制饮食的“三三三”法则。

什么是“三三三”饮食法则呢？

第一，根据自己的作息时间，让三餐定时定量，以便形成规律，以免因饮食不规律而引起肥胖。

比如说，如果根据自己的作息时间，过的是朝九晚五的生活，那么在三餐里，早餐绝对不能省，晚餐一定要少吃。因为很多肥胖者，均是因为三餐不定时，更不定量，最后变成饥一顿，饱一顿，忙时饿着，闲时就大吃而特吃等。

让自己三餐定时定量，便可以控制每天摄取的食物热量，也便能达到减肥瘦身的目的了。

第二，吃饭时，吃上三分饱就行了。这是针对减肥者来说的，也就是说，每餐吃饭时，将自己原来的摄取量减去1/3，便是你减肥时每餐要吃的量。当然，吃三分饱并不是说，吃了原来饭量的1/3后，再饿也不吃东西了，适当的时候，还是可以用蔬菜和水果来填充的。再简单一点的说法就是，这个减量，减的是米饭、面食类的摄取量，可适当增加蔬菜、水果的摄取量。

第三，所摄取食物的热量，减300千卡。什么意思呢？就是在原来每天摄取的食物热量上，减去300千卡为减肥期的食物摄取热量。

比如说，我们知道，一满碗米饭的热量大约是300千卡，以前三餐吃三碗米饭，减肥时，每天就吃两碗米饭好了，减去一碗米饭的300千卡热量。

就以上三点，很简单，也不难做到。

减肥瘦身时，如果能做到以上这“三三三”饮食法则，想必减肥也就不是难事了。不过，任何事情都不能走极端。

有些人一说要减肥，一天一点热量都不摄入，这也是很危险的。即便是在减肥瘦身期，每日热量的摄取，也不能低于1200千卡，如果每日的饮食热量摄取量低于1200千卡的话，很可能影响到新陈代谢，一旦新陈代谢变得缓慢了，很可能导致减肥失败，甚至原本减下去的体重，又开始反弹。

总之，想要减肥瘦身的男女，不妨用用“三三三”饮食法则：每日三餐定时定量；每餐吃三分饱；每日所摄取的食物热量，减去300千卡。如果真遵照此法则来做，每周减去半公斤应该不在话下。

多吃坚果，少吃淀粉

什么是坚果？坚果就是花生、核桃、杏仁等被女性宠爱的零食。

实验表明，通常那些爱吃坚果的女性，体重都会控制得很好。因而也有人说，一个人在所吃食物里，含有坚果类的食物是和此人的体重成反比的。也就是说，坚果吃得越多，这个人的体重越轻。

这么一说，那些平常不吃坚果的胖女孩，一定会忙不迭地买坚果来吃吧！

为什么坚果的热量很高，吃坚果还能让人拥有好身材？

原来，虽然坚果类食物的油脂含量高、热量也高，但它很容易让人产生饱胀感，可以抑制我们对米饭和面食的摄取量；还由于它的热量不易被人体吸收，我们还担心它热量高吗？

同时，坚果还富含丰富的维生素E，不仅能降低血液中的坏胆固醇，还能预防心脑血管疾病。

吃坚果好处多，什么时间吃也很重要。

坚果一定要在餐前吃，如果正餐已经吃得很饱了，我们又去吃坚果的话，那“坚果吃得越多，这个人体重就越轻”的话也就不成立了。同时，吃过坚果或坚果类食物后，一定要适当减少淀粉类食物的摄取量，只有这样，才能让我们保持在一个令人满意的体重范围内。

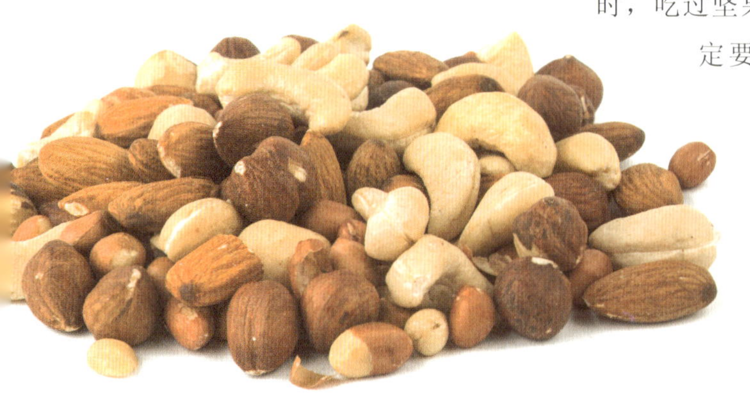

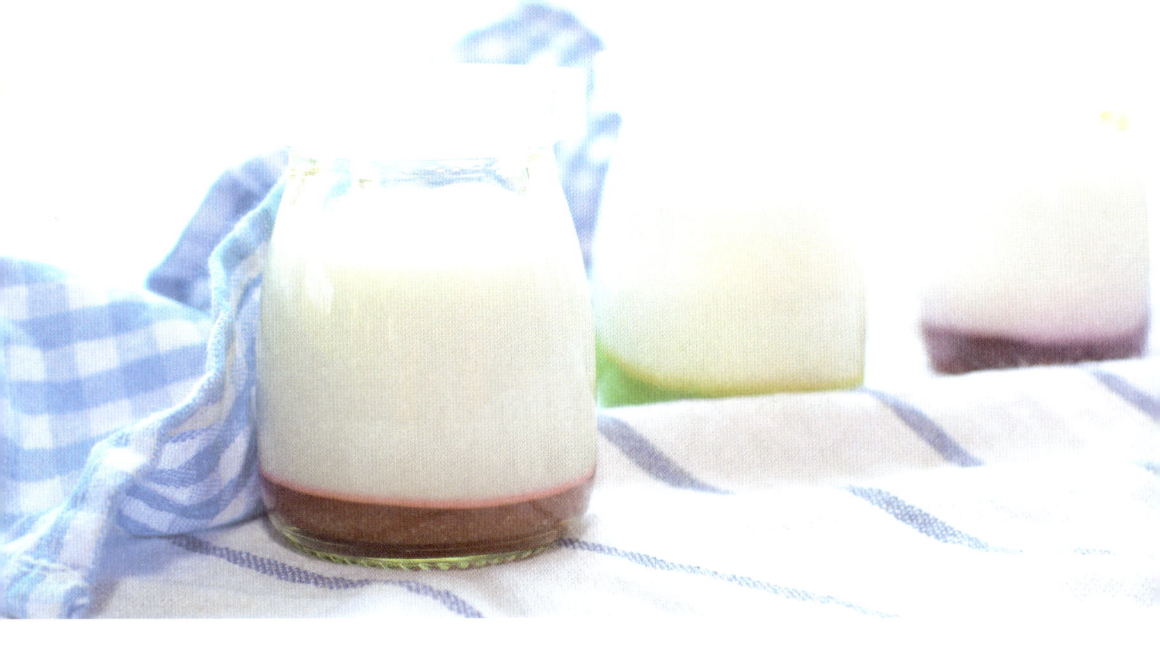

喝一瓶酸奶，少吃半碗饭

有人说喝酸奶能减肥，并没有科学依据，这很可能是喜欢喝酸奶的人找来的借口。

有人要辩解了，不是说酸奶能帮助排便吗？能帮助排便，也就是能减肥了。

其实，不要以为自己在吃正餐之前，喝酸奶是为了帮助自己排便。因为酸奶是发酵的奶制品，它是有热量的，而且热量不低，虽然它含有的益生菌对肠道健康有帮助，但并不能减肥。

特别是市场上销售的酸奶，更是如此。据一些媒体调查，每250毫升的酸奶，其糖分相当于11颗方糖，也就是说，热量接近200千卡。这种热量，相当于半碗米饭或一块蛋糕。

而且，很多人在饭前喝了酸奶后，便以能助排便为借口，大吃特吃，不节制。

请记住，即使真的很喜欢喝酸奶，减肥期喝也行，不过喝了酸奶后，再吃正餐，一定要减少饭量，至少减少米饭量，以免因摄取热量太多，造成肥胖。

蛋清多吃，蛋黄少吃

鸡蛋有很高的营养价值，大家都知道。

一枚鸡蛋里，12%都是蛋白质。不过，如果不懂怎么吃鸡蛋的话，不仅吃不到它内含的营养，还容易导致肥胖，进而影响身体健康。

很多人有种误解，觉得鸡蛋里的营养都在蛋黄里，所以吃鸡蛋，最好吃蛋黄。真的是这样吗？其实，一枚鸡蛋里58%都是蛋清，而我们所说的鸡蛋里的蛋白质，基本上都在蛋清里。蛋黄不仅只占鸡蛋的31%，而且它富含的大多是脂类。

看明白了吗？吃蛋黄不仅得不到营养，还会长脂肪。而吃蛋清的话则相反，蛋清里富含的蛋白质，会被分解成氨基酸，进而被人体吸收，同时还能刺激升糖激素的分泌。升糖激素又具有促进肝脏分解肝糖、释放葡萄糖的作用。不仅如此，升糖激素还能促进脂肪细胞的分解，还能延缓葡萄糖的消耗。

所以说，想要减肥，想要从鸡蛋里获取营养，那就多吃蛋清，少吃蛋黄吧！

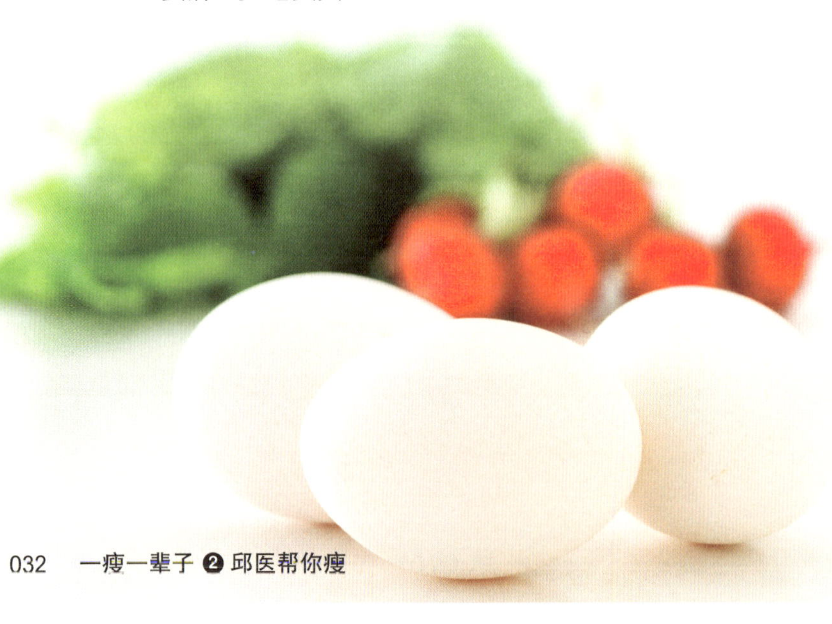

淀粉类这样吃才不发胖

吃淀粉类食物容易发胖，这似乎已经是不争的事实了。这也让很多既爱吃淀粉类食物，又怕长胖的朋友苦恼，也许正是因为如此，人们才发现了一种“抗性淀粉”食物，据说这种食物吃了不易长胖。

真是这样吗？

先来了解一下，什么是“抗性淀粉”吧！“抗性淀粉”其实也不是什么新鲜玩意，是指煮熟后经冷却的淀粉。

也就是说，在将原来的淀粉煮熟后，经过冷却，给它换了个名字，叫它“抗性淀粉”。说它不易让人长胖，是结构发生了改变，属于直链淀粉，直链由于排列紧密，甚至成了结晶状，因而不容易被人体的消化酶分解。因此，人体吸收这种淀粉热量的程度也就降低了。

既然“抗性淀粉”这么好，我们就再了解一下这种淀粉和普通淀粉的区别吧！

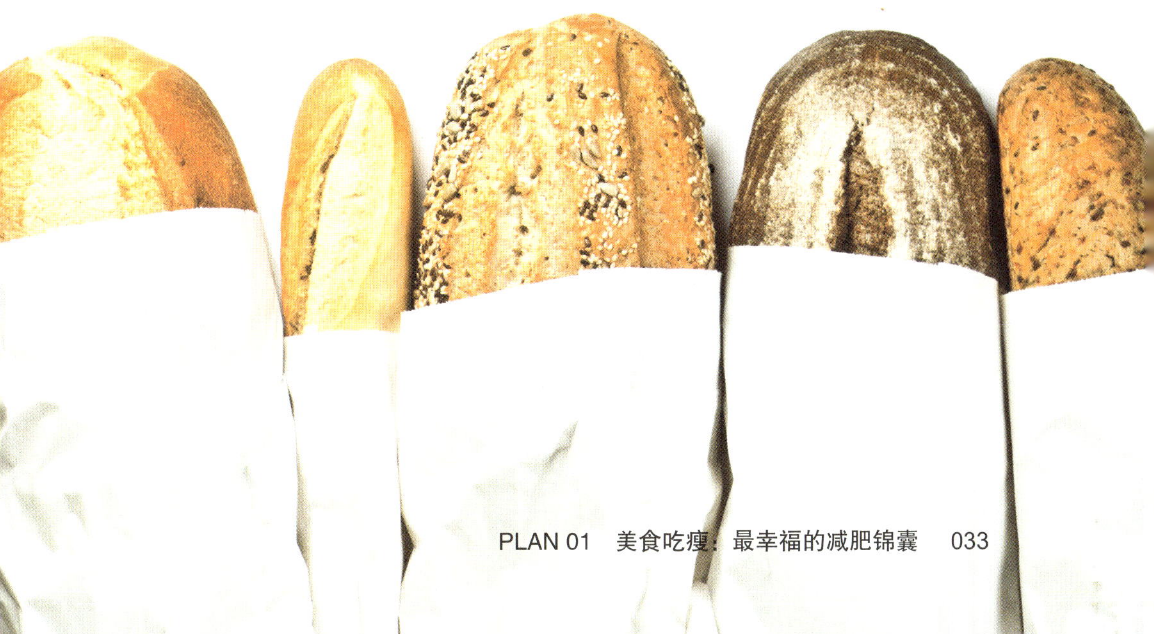

普通淀粉是无数葡萄糖分子的聚合，葡萄糖属于单糖，大家知道，它们结构简单，容易被酶分解，也容易被人体吸收。而“抗性淀粉”因为结构发生了变化，葡萄糖分子之间结构变得紧密，不容易被酶分解，也就不易被人体吸收。

所以，“抗性淀粉”食物吃了不易长胖的说法是正确的。

不过，“抗性淀粉”的热量和普通淀粉一样，它在小肠里不能被吸收，但长时间停留在消化道里，慢慢地，它还是会被大肠里的细菌分解，热量还是会被部分吸收。所以对于那些排便不顺畅者，抑或是便秘者，还是别吃“抗性淀粉”食物减肥了，因为你们吃了，会和吃普通淀粉的效果一样，照样易胖。

记住，“抗性淀粉”食物减肥，便秘者慎食用！

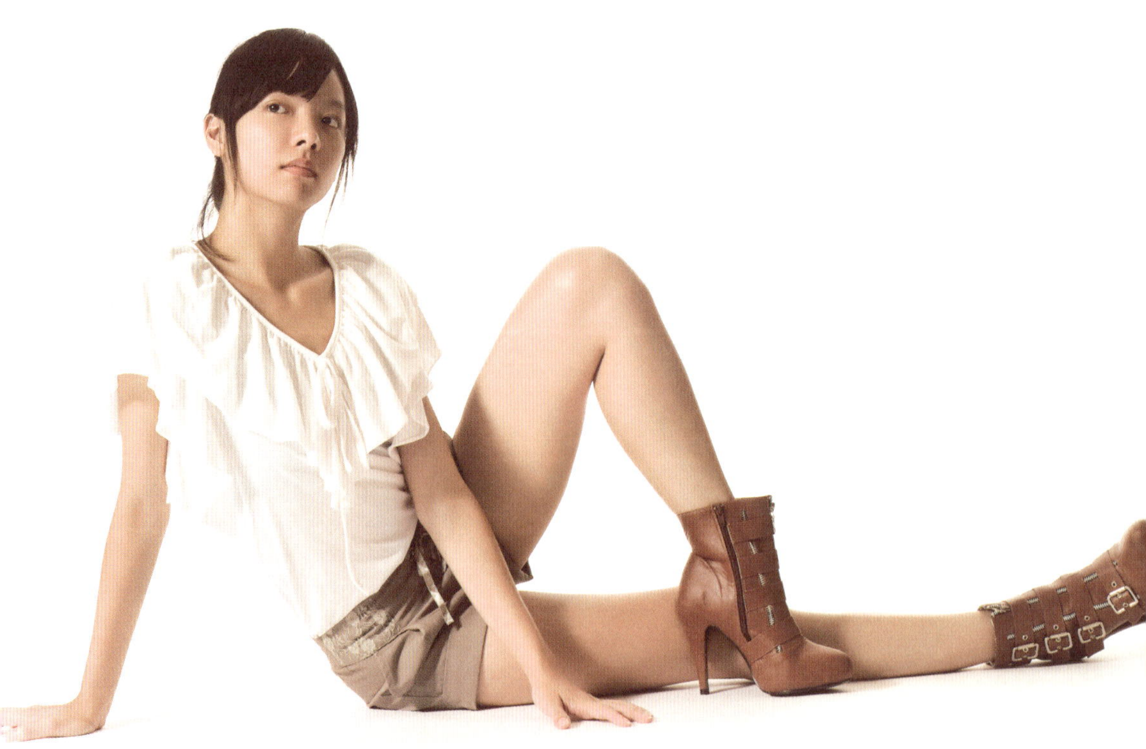

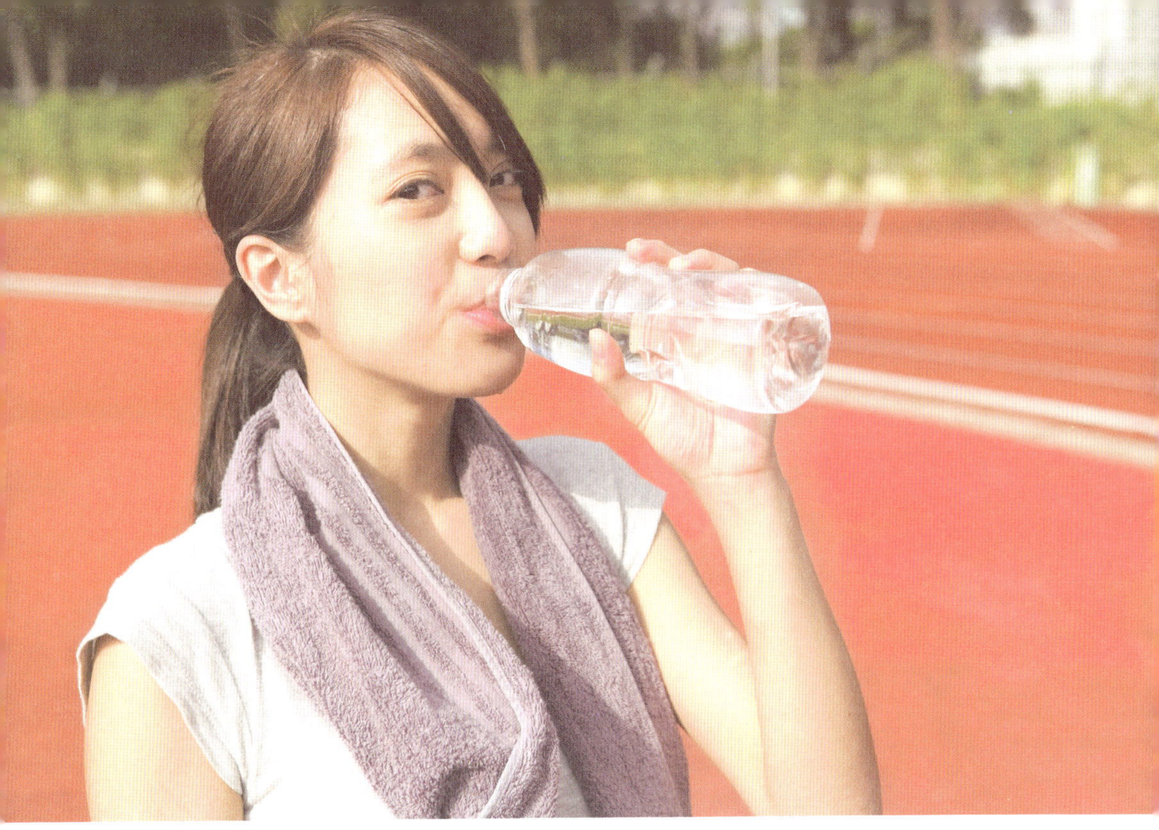

喝冰水也减肥

喝冰水也能减肥，这简直不可思议！不过这可是有科学依据的。

体温恒定原理大家都知道吧，1000毫升的水上升1摄氏度需要1千卡的热量。

假如我们喝进去的水是低于我们体温的，那么，势必会让身体对进入胃肠道的冰水进行温度提升，以维持体温的恒定。可怎么提升进入胃肠道的冰水呢？当然是让胃肠道的热量去提升了。可胃肠道的热量因为提升冰水温度，将热量消耗掉了，怎么办？只能靠身体燃烧体内葡萄糖和脂肪，来提升胃肠道的热量了。

打个比方，如果我们每天都喝1000毫升的5摄氏度冰水，按一天消耗32千卡的热量来算，一个月能消耗（37－5）×1×30＝960（千卡）。

这上千卡的热量，可是能燃烧0.133克的脂肪的。看清楚了吗？就喝冰水这一种减肥法，也能让我们在一个月里减掉100多克脂肪，一年下来是多少？不用算也知道了吧！

如果还觉得不可信，冷能刺激新陈代谢这个原理总能相信吧！

水温对能量的消耗是有影响的，一些科学研究显示，我们在喝矿泉水，以及生理盐水的时候，不会增加新陈代谢，可当我们喝低于3摄氏度的冰水时，新陈代谢就增加了近5%，并且这种新陈代谢还能延长一个小时之久。原因和我们上面所说的体温恒定原理非常相似。

当我们喝了冰水后，身体的部分热量被冷水吸收，为了能让那些被吸收掉的热量回来，人体就要用新陈代谢的方式提升。

因此，那种喝冰水会让陈新代谢降低的说法是完全错误的，正确的应该是，喝冰水会暂时提升人体新陈代谢。

看吧，喝冰水都能减肥，可见减肥并不难，只要你能从生活中的一点一滴做起。

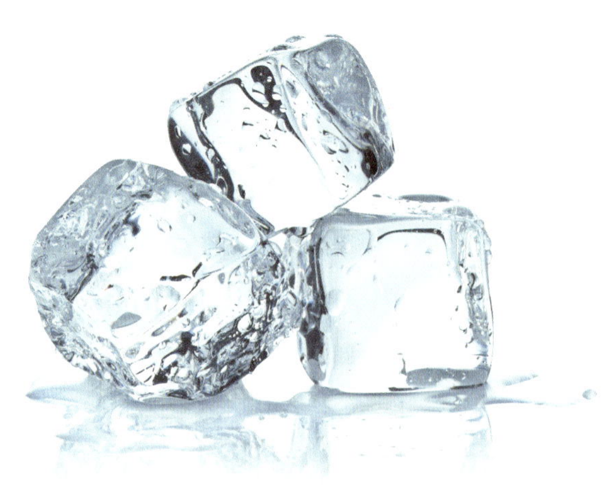

便当怎么吃不易胖

如今生活条件好了，餐桌上少不了鸡鸭鱼肉。可对减肥者来说，吃五谷杂粮、蔬菜果瓜等食物最好。而如果这餐是便当，恰好又没有五谷杂粮，也没有蔬菜果瓜呢？那我们就要先吃那些能让人延长饱腹感的食物，也就是油腻食物，以减少当餐的进食量。

如果我们的便当里，既有油腻食物，又有蔬菜和蛋白质，还有淀粉的话，又要怎么吃才不易胖呢？

我们知道，在这几类食品中，蛋白质是最不易被消化的，淀粉是最易被消化的。而很多人的吃饭习惯是，先吃上一口饭，接着再夹一些菜吃，然后吃蛋白质，最后吃肉。这种顺序，如果是为了不浪费，为了让身体全部消化和吸收的话，绝对是首选。也就是说，一个瘦子，一个营养不良者可以选用这种顺序的吃法。

可若是一个减肥者，那就遭殃了，这种吃法，吃上一段时间后，一定会长成一个大胖子的。

对减肥者来说，正确吃这种便当的顺序是：先吃肉，再吃菜，然后吃淀粉类。

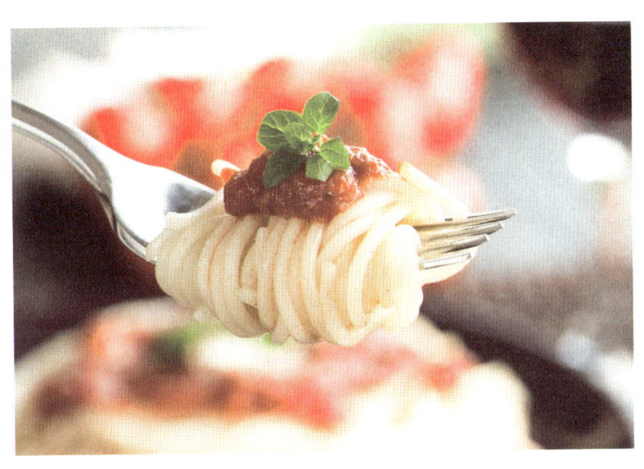

这种吃法的好处是，这盒便当还没有吃完呢，就饱了，虽然有些浪费，可对减肥绝对有好处。

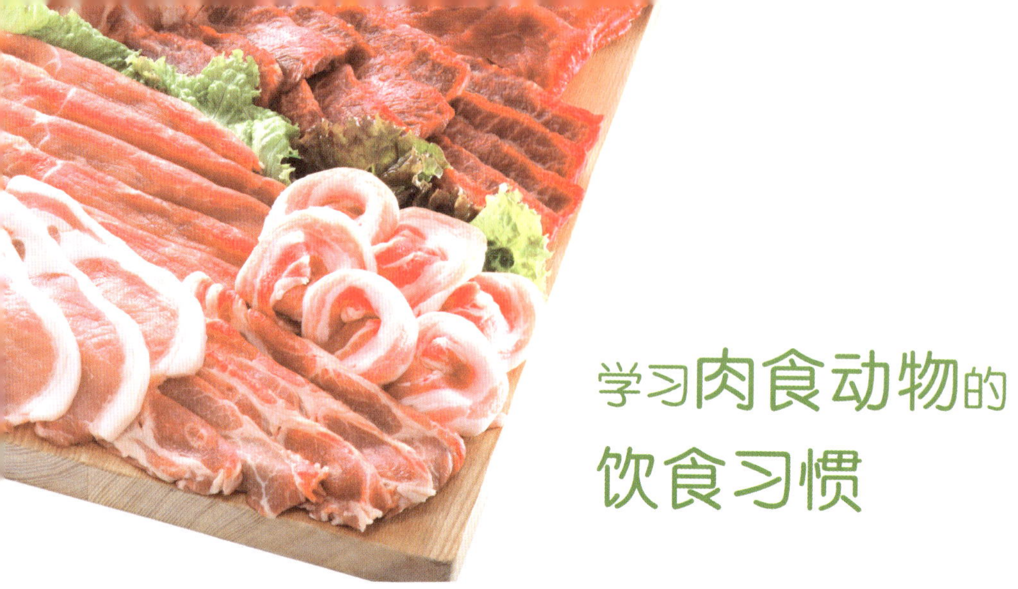

学习肉食动物的饮食习惯

在日常饮食习惯里，很多人都是先吃饭，然后才吃蔬菜和肉。因为蔬菜和肉是下饭的，吃饭，主要是吃主食。这种习惯，很容易让我们在不知不觉中，变得臃肿、肥胖。

这是长久以来形成的生活习惯，好像很难改变。之前我们说过，我们身体内的α细胞有分泌升糖激素的能力，但同时，升糖激素又受β细胞所分泌的胰岛素和锌的抑制，也就是说，α细胞和β细胞会分泌出互相制约的东西来。

在我们人类的日常饮食里，不管是米饭、面食，还是甜点，都含有糖分。这样每餐进食后，我们的血糖都会升高，并促使胰岛素分泌，而胰岛素的分泌，又抑制着升糖激素，所以即使消化产生了氨基酸，仍然无法让升糖激素分泌。

升糖激素分泌旺盛，才能燃烧脂肪，所以大量进食米饭和面食，很不利于减肥。

有一段时间，美国一些明星率先喊出“吃肉减肥法”，甚至还给这种方法起了个好听的名字——阿特金斯减肥法。

这个提法一出来，引起了一片哗然。从我们的观念上来说，太难接受了，不是吃什么长什么吗？吃肉还不长肉？减肥？即使真能减肥，那长期吃肉，还不导致肾衰竭？

真是这样吗？

咱们先来看看那些纯肉食动物吧！不管是老虎、狮子、豹子还是狼，想想看，有几个是肥大的胖子？你肯定要说了，它们不肥是因为活动量大，它们为了生存，要觅食，还要奔跑。有些道理，野生老虎、狮子、豹子和狼，确实如此，它们擒食“食物”的过程，就是一种运动，何况随时还要防备被其他动物侵袭，自然胖不了，那动物园里的老虎、狮子、豹子、狼呢？它们为什么也不肥？

它们又不需要觅食，也不用担心被别的动物侵袭，不用逃命，还顿顿大肉，吃了睡，睡了吃。

原因就是它们大量吃肉。当它们食用了肉类后，升糖激素升高，进而对它们体内的脂肪进行燃烧，所以即便它们顿顿吃肉，吃了睡，睡了吃，依然不会显得很肥。

有些人担心长期吃肉容易肾衰竭，然而肉类中并非全是蛋白质，也有淀粉。美国阿特金斯减肥法中也不是从头到尾只吃肉不吃别的，第三周开始就可以摄取淀粉类的食物，并不是说采用“吃肉减肥法”后就再也不摄取其他食物了。

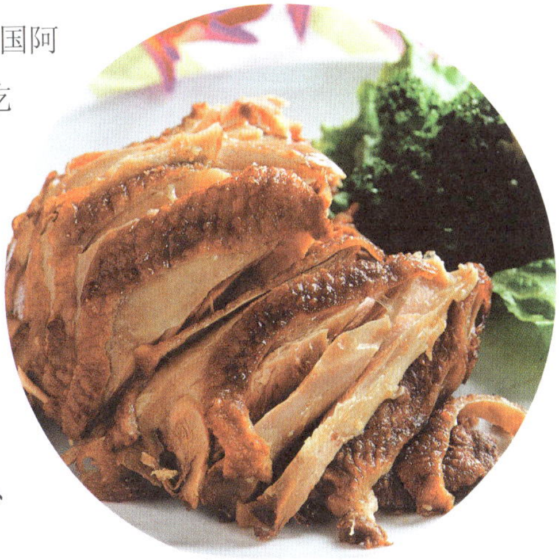

当然，真要用“吃肉减肥法”，要注意肉类的选择，最好是鸡、鸭、鱼、羊、牛肉，猪肉还是少吃为好。

用红色餐具，降低食欲

餐具的选择，也会影响人的食欲，相信吗？

科学研究发现，餐具的形状、颜色，甚至体积和重量都对人的食欲有影响。而一些心理学专家发现，在所有颜色做成的餐具里，橙色和白色最容易刺激人的食欲，而红色则完全相反，它抑制人的食欲。

有人为此还做过实验，最后实验表明，面对红色餐盘盛放的食物，很多人没有吃上几口便有种饱了的感觉。因而，红色餐盘也成了很多减肥者的最爱。

当然，减肥者最应该放弃的是橙色和白色的餐盘，特别是白色。白色最容易刺激食欲，如果还不相信，那就去看看餐厅里的餐具，哪一个不是白色的？经营者之所以要选用白色，除了让顾客觉得很干净、很清爽外，也有让顾客食欲大开的小心思。

因此，减肥者，快把家里的白色餐具换掉，换上一套红色餐具吧！

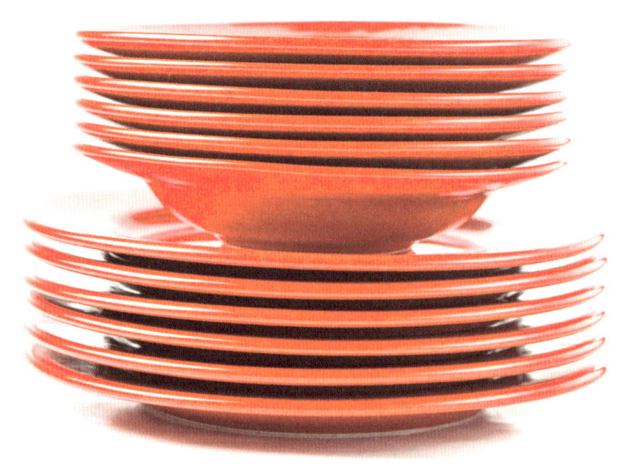

餐前餐后不喝酒

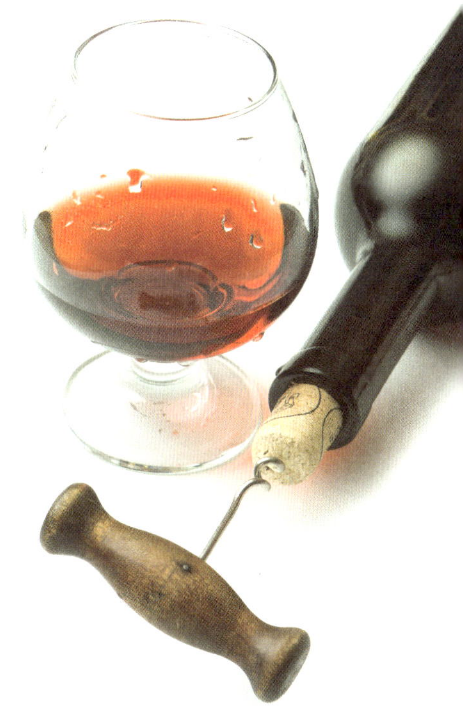

餐前开胃酒，这种说法，很多人一定都听过。既然餐前喝酒是开胃的，那么，减肥者就应该舍弃这种习惯。

为什么餐前喝酒能开胃？很简单，酒精能让血糖降低，进而让人产生食欲。

有些人说了，既然餐前喝酒容易让人食欲增加，容易长胖，是否减肥者只需戒掉餐前喝酒，改成餐中或餐后喝酒就没事了呢？

当然不是，虽然餐中、餐后喝酒不至于让人又增食欲，可酒精在体内容易生成脂肪酸，还是容易导致脂肪堆积，这也就是为什么有人说喝酒容易长肚子的原因。

总之，不管是餐前、餐中还是餐后，即使不是减肥者，也要以身体为重，少喝酒为妙，更不要说减肥者了。

当然，如果是赴宴，必须喝酒，不喝不行，可又担心酒精进入体内，变成脂肪，堆积在腹部，怎么办呢？告诉你一个方法，大量喝水，差不多喝500～1000毫升。

喝水的目的想必大家都知道，为了稀释体内的酒精，以便让酒精能随尿排出，避免导致脂肪堆积。

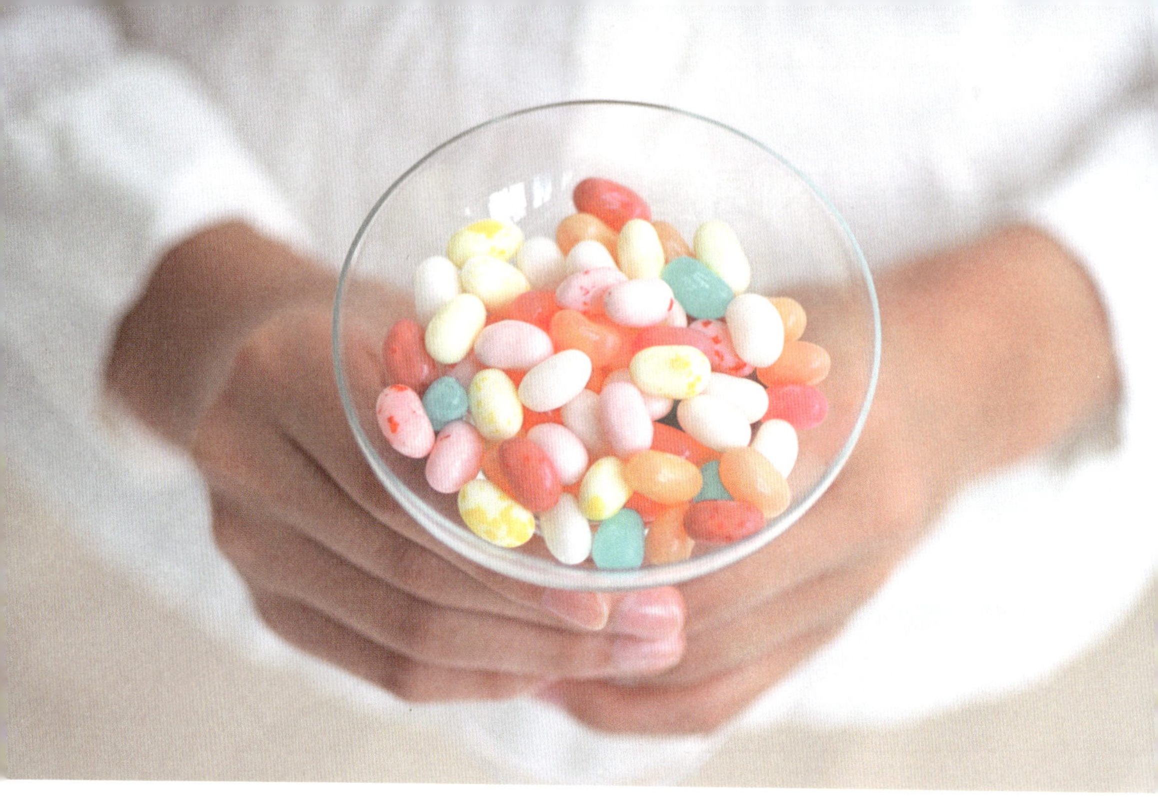

餐前吃颗糖，从此不长胖

一听吃糖减肥，很多人是不是瞪大了眼睛？先看下去吧！

在我们的日常生活中，每到吃饭时间，家长们最不愿意看到的就是孩子吃零食，特别是吃糖。觉得餐前吃零食和糖，不仅容易伤脾胃，造成营养不良，而且还可能影响孩子的正常发育。

既然如此，为何餐前还要吃颗糖呢？原来，饭前吃糖就是为了让我们的饥饿感消失。对发育中的孩子来说，没有了饥饿感，会影响孩子的进食量，影响了进食量，也就影响了孩子的发育，家长自然要禁止了。

可我们这里说的是成人，而且是正在减肥的成年人。对减肥中的成年人来说，吃了糖，饥饿感消失，影响进食量，就能起到减肥效果，因为减肥就是要减少对食物的摄取量。

可吃一颗糖，真就有那么大的作用？能让我们减少进食量？

当然，这是有科学依据的。

人为什么有饥饿感？就是因为血糖降低。而我们吃饭，就是为了让血糖上升，进而增加身体机能。

相比其他食物，糖果更容易让血糖上升。这样，吃了一颗糖的减肥者，再看到满桌子的美食时，因为没有饥饿感，而放缓了自己夹菜的速度，进而起到了减肥的作用。当然，吃多了也不行，吃多了反而会增肥。

而且记住，一定是餐前吃糖，吃一颗就行了。

在所有糖类中，最有利于减肥的是咖啡糖。因为咖啡糖的热量与其他糖相比，又少了不少。所以餐前吃一颗咖啡糖，不仅热量不多，还能降低食欲，更因咖啡糖里有咖啡因，可以促进新陈代谢，一举三得。

有些人说，我不爱吃糖怎么办？也没关系，可以用魔芋果冻替代，它同样能起到糖果的减肥作用。

餐前吃糖还有个好处，那就是它能促进身体里血清素的分泌，让人产生满足感和幸福感。

怎么样？这样的减肥，还痛苦吗？不仅不痛苦，而且很欣喜吧！

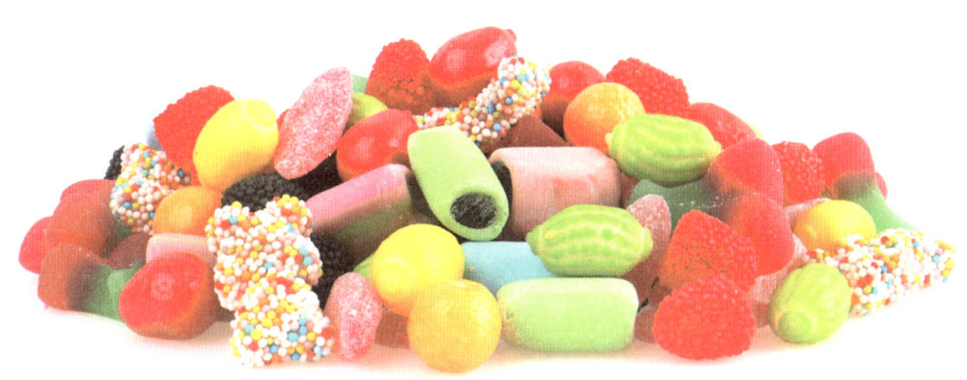

少食多餐也会胖

只要少食多餐就能减肥，真是这样吗？

“少食多餐”这句话，刚开始是针对糖尿病患者而提出的。糖尿病患者为了保持血糖的稳定，需要不停地进餐。可对于肥胖者来说，这种进餐方式，很可能会变成灾难，因为它不仅无法让我们减肥，而且还可能变成多食多餐，越来越胖。

减肥者正确的饮食习惯应该是：少食少餐，最多不能超过三餐。

医学文献上有记载，为了验证少食多餐能不能减肥，他们做了个试验，将一些减肥者召集起来，分成两组，一组正常一日三餐，而另一组则少食多餐。

试验结果显示，相比一日三餐者，少食多餐的那组体重都有所增加。

原因在于进食会让胰岛素分泌。既然多餐，必定是不断进食，因而会让胰岛素不间断地进行分泌，让胰岛素始终维持在一个高浓度状态。这对糖尿病患者，当然是好事，可对减肥者来说，每天身体所摄取的热量，是按总热量来算的，少食多餐在肥胖荷尔蒙和热量的摄取上，并没有多大差异。

因此，这是一种比较冒险的瘦身减肥法。一般人并不知道吃多少才叫“少量”，结果多餐是做到了，少量却很可能变成多量，最后变成了多量多餐，越减越肥也就不足为奇了。

如果这么说还不能说服你，那我们就从生理学角度来看。

多餐后，血糖会持续维持在高上升状态，进而导致胰岛素不断地分泌。结果，胰脏的β细胞在不断接受高血糖的刺激后，很容易就疲乏了。而细胞在不断地受到胰岛素的刺激之后，又容易产生胰岛素抗性。且胰岛素在抑制住脂肪分解后，又会将葡萄糖导入细胞，进而形成脂肪。

因此，如果不想冒险的话，那些还在信奉少食多餐能减肥的朋友，最好让三餐定时，用每餐热量都减少的方式来减肥吧！

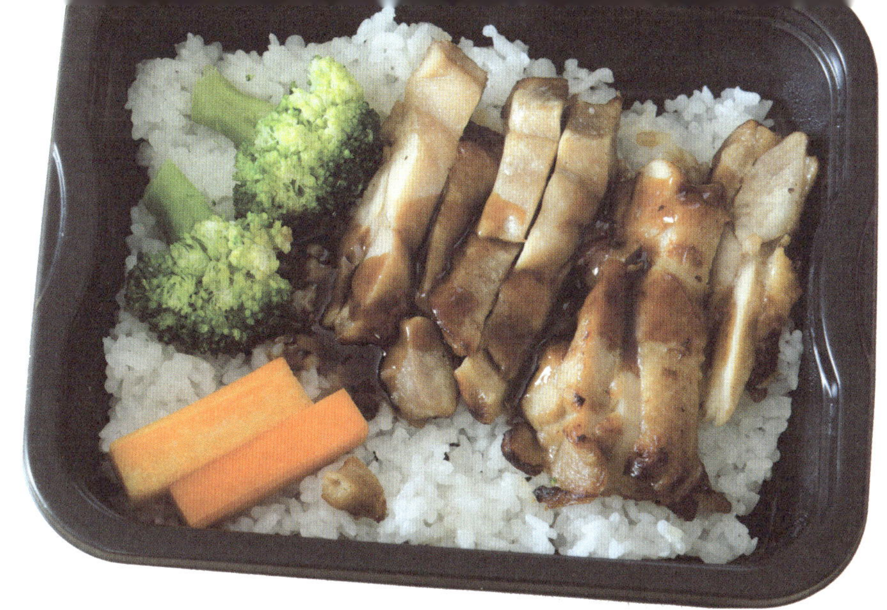

早餐、晚餐也有最佳比例

有人说，想减肥，早餐可以多吃，晚餐一定要少吃；还有人说，晚上6点以后，绝对不能吃东西，一吃就胖……

这是很多人都认同的观点。

这又是日常生活中的误区之一，完全没有科学根据。一个人会不会胖，完全取决于热量平衡定律。所以真正需要控制的，不是哪一餐，而是一天的总摄取量。所以一个人若想减肥，想瘦，就要让每天摄取的总热量变成负平衡。

比如说，很多人认可了晚上6点后吃东西一定会胖的观点，可因为晚上要熬夜，怕到时候饿，怎么办呢？不敢吃夜宵，那就在晚上6点之前，吃晚饭的时候狂吃，以为只要不是晚上6点后吃的，不管吃多少都不会胖。结果，不用说，惨不忍睹，比吃夜宵还糟糕。

那怎么样吃这一日三餐才正确，才不会变成大胖子呢？这和一个人的生活习惯、工作习惯有关。

什么是早餐？很多人肯定说，不就是早上六七点钟吃的那餐饭吗？当然不是，所谓早餐，应该是起床后吃的那一餐叫早餐。

因为有些人过的不是朝九晚五的生活，很多人六七点钟还没起来呢。还有些是黑白颠倒的工作者，三四点，甚至四五点才睡，为了那所谓的早餐，也会六七点起来吃，然后又倒头去睡，这种生活习惯并不健康，更不是减肥的好办法。

因此，实际意义上的早餐，比如一个人10点钟才起来，那么10点钟起来后的那一餐，就叫早餐。**而对减肥者来说，一日三餐并没有固定的时间，**只要按照一定的比例来吃，就没有问题。

早、中、晚餐正确的比例是什么呢？1∶2∶2。

什么意思？

也就是说，每天起床后，准备工作前的那一餐不要吃太饱，只有这样才能保持头脑的清醒；中餐（中间那一餐）呢，因为是工作间隙的那一餐，所以最好能丰盛一点，进餐量上，也比第一餐多一点儿；第三餐呢，也就是晚上那一餐，和中间那一餐的比例相同。

当然，如果餐与餐之间，你还有吃茶点的习惯，那么第二餐和第三餐，在摄取量上，就要做一些调整，有所减少才行。

应该注意的是，这里的比例是指热量，而不是体积。比如一小块蛋糕，绝对会比一盘青菜热量高，所以吃时也要注意。

记住了吗？想减肥，三餐比例按它来：1∶2∶2。

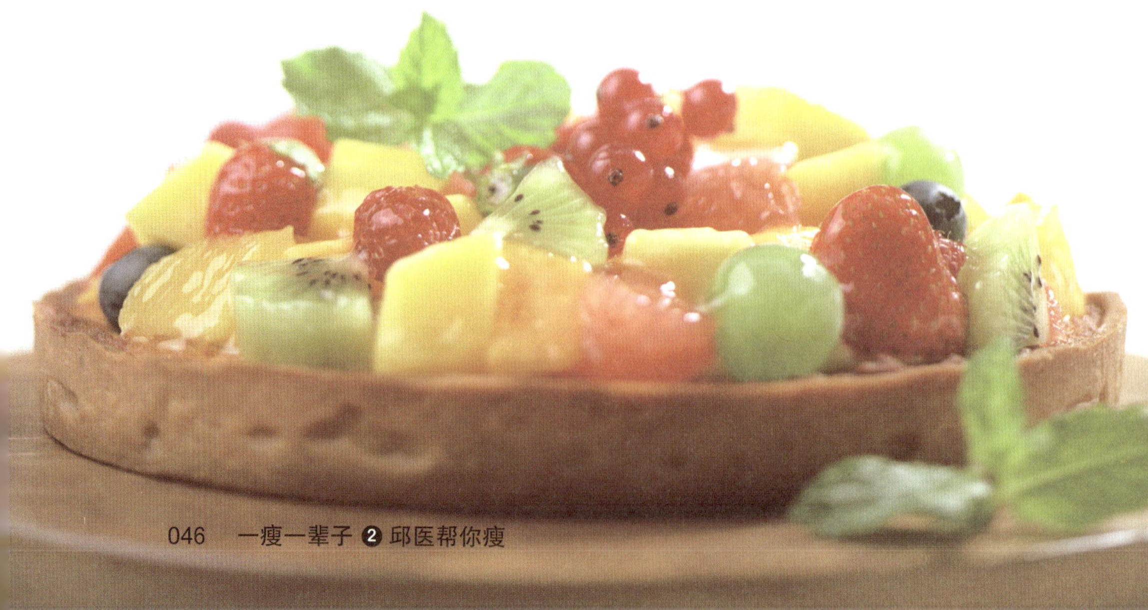

正确喝水有利于减肥

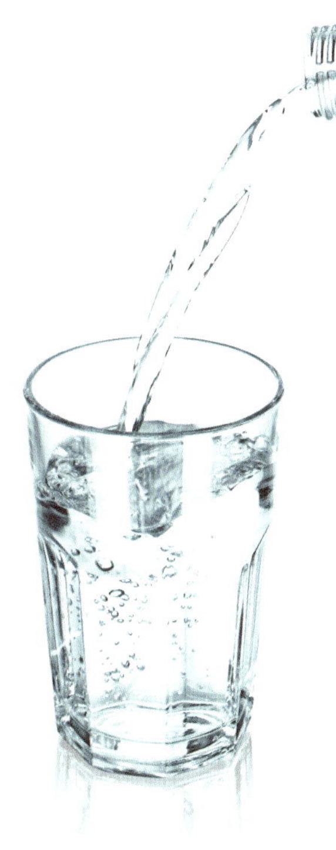

喝水的好处太多了，喝水不仅能让皮肤滋润，还能为肾脏、肝脏排毒……

所以有人说，一个人最好一天喝八杯水。确实，水对人体太重要了，喝水还能减肥。原因就是，喝水能稀释胃肠内酶的浓度，当酶的浓度降低了，活性也就降低了，降低了活性的酶，消化率也就降低了。而那些没有得到尽快消化的食物，因为有了水的稀释，很快就会被冲回到回肠里。

当食物没有经过消化吸收就到了回肠时，回肠就会向我们的脑部发出“饱了”的信号，在接到这个信号后，我们自然而然地就会停止进食，这个过程就叫“回肠刹车”（ileal brake）。

回肠刹车可以让我们减少进食量。

还有一个原因就是，消化酶的活性减弱了。消化酶的活性是受温度影响的，温度越高，活性越强；温度越低，活性越弱。而我们喝进去的水，显然比我们的体温低，于是，进一步让酶的活性减弱，让进入体内的食物得不到很好的消化和吸收，无疑就是再一次减肥了。

当然，虽然喝水的好处有很多，能减肥，但也要注意饮水方法。

比如，我们可以在餐前半小时喝水，最好还是白开水。喝多少呢？500毫升就可以了。

喝水的时候，一定要大口大口地往下吞。不能急，可以喝一口停一秒，然后再继续喝。小口喝水是起不到减肥作用的。

有人要问了，餐前喝水对胃不好，稀释了胃酸，容易得胃病。

这种说法显然是错误的。餐前喝水会影响食物的消化吸收，但并不是喝水导致了胃病。何况，胃病的发生，通常是因为胃酸太多，刺激了胃黏膜，导致胃壁受伤或溃疡而引起的。

胃病的另外一个原因是幽门螺旋杆菌感染。两者都不是喝水造成的。所以说，餐前喝水不会得胃病，倒是餐前喝太浓的醋酸，很可能会引起胃溃疡。

当然，不讲究方式方法的喝水，还是会引起一些问题的，比如，如果喝水时又急又快，有可能呛到气管引发咳嗽；喝得太多让胃无法承受，来不及排空，还可能引发胃食道逆流。所以喝水时，一定要大口且慢慢地喝。

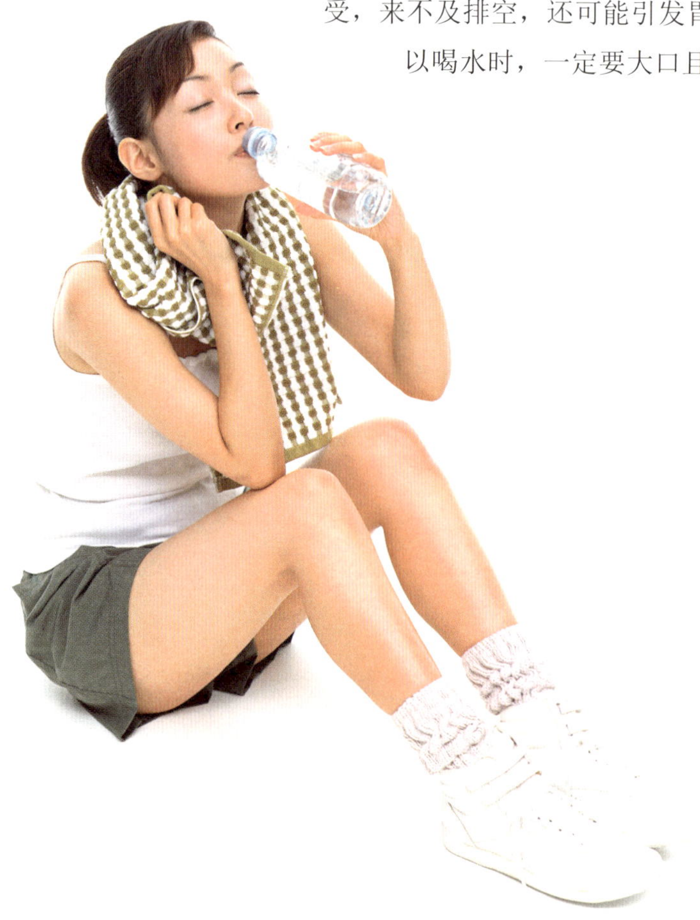

饿了吗？别急，再忍30分钟

通常，我们饿了，见到食物便狼吞虎咽。殊不知，这么做是很不健康的，也很不利于减肥。因为一饿就进食的做法，使我们身上的脂肪没有机会去燃烧。

先说说饿的时候，为什么会感觉到胃空吧！

人在饥饿的时候，会分泌出一种饥饿激素，这种饥饿激素提醒你，要吃饭了。和饥饿激素同时分泌的，还有升糖激素，升糖激素的分泌，提升了血液中的葡萄糖含量，进而让血糖上升，血糖一上升，抑制了饥饿激素的分泌，也就让我们暂时感觉不到饥饿了。

为什么说，饿的时候，再忍上30分钟易于减肥呢？

原来，通常情况下，血糖只有在下降30分钟后，胰脏的α细胞才会自动分泌升糖激素，使我们的血糖重新上升，回归到原来程度。

而我们脂肪的燃烧，就是在升糖激素分泌时。所以我们只有在饿了30分钟后，脂肪才会分解、燃烧。

不过，这种减肥方法，也是分人的，不适合糖尿病患者，尤其是那些1型糖尿病或2型糖尿病后期患者。因为饥饿会造成血糖过低，从而导致糖尿病患者昏迷或神经受损。

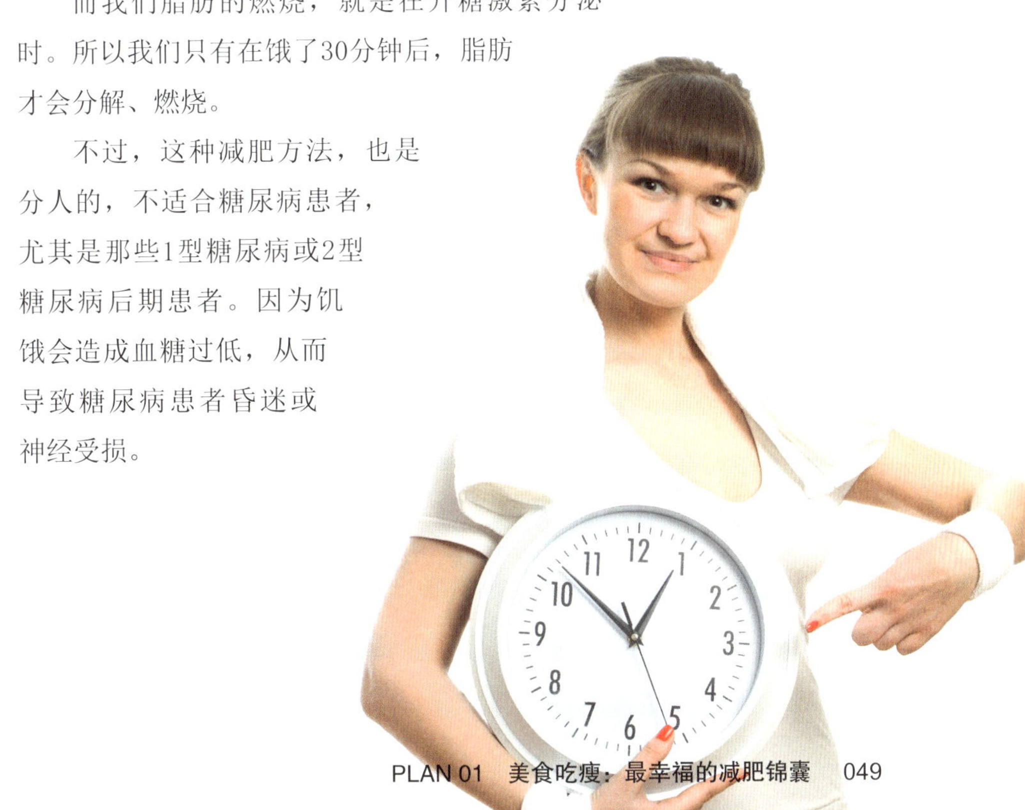

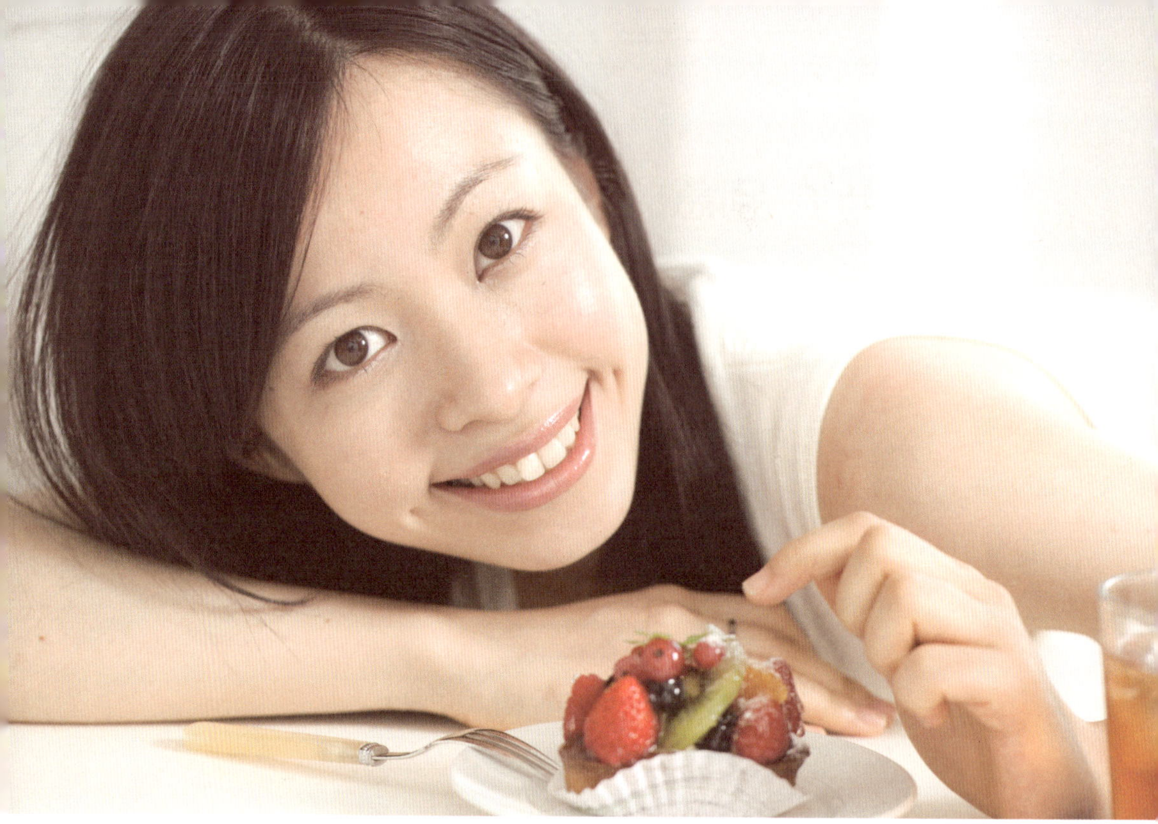

慢吃会瘦，太慢发胖

在我们的观念里，细嚼慢咽总是好的。不说别的，就从减肥角度来说，都是慢吃更好。

比如我们会发现，吃饭速度快的人，即使饱了，看别人都还在吃，可能会再吃上一碗。而那些吃饭速度慢的人却不一样，饱了就是饱了，不会再吃，即便想吃，见大家都放下了筷子，也不好意思再吃了。

想想确实如此，减肥很重要的一点就是少吃点儿，少些热量。可吃太少又觉得没饱，甚至觉得还没吃呢，怎么就结束了？所以如果我们能延长吃饭时间，会从感觉上好很多。

我们都知道，饥饿是因为血糖降低，提醒我们要吃饭了。如果吃得过快，无意间一堆东西就进了肚子，还觉得不够，继续进食，进而形成堆积，最后都转化成了脂肪，表现出来就是肥胖、臃肿。

当我们吃饭变慢后，一点点地进食，不仅能减轻胃部负担，还能让我们有意识地减少一些进食量。

为了避免自控力不强的人一饥饿就吃太多东西，我们可以培养自己一日三餐都慢慢进餐的习惯，以便减少进餐量。

任何事情都不能过度，细嚼慢咽确实对身体有好处，也能减肥，可若吃得太慢，是会适得其反的。从减肥上来说，吃得慢的目的在于减少食物的总摄取量。如果吃得实在太慢，先吃进去的，已经消化了，就会继续不停地吃……反而会因摄取量、吸收量过多而增肥。

同时，在热量相同的情况下，进食时间越长，吸收率越高。

打个比方，一般情况下，我们一餐饭摄入800千卡热量就饱了，这个过程你只需要20分钟。可还是这800千卡的热量，你却用了40分钟时间，那么，身体从这800千卡热量里吸收的，就比你用20分钟吃饭吸收的热量大。

原因很简单，800千卡热量的食物，有可能只吸收了600千卡，其余的是不易被吸收的残渣。可当我们把进食时间拖得过长，由于咀嚼太细，那些原本不会被吸收的残渣，最终也都被身体吸收了。

所以，除了细嚼慢咽要控制摄取总量外，还应该把握个度，吃得太慢，也有可能对减肥不利哦。

让食物在嘴里多停留一会儿

前面说了细嚼慢咽减肥的原理，就是为了减少我们的进餐量。

那么为什么细嚼慢咽能减少我们的进餐量呢？

一般情况下，我们吃进去的食物，在30分钟后进入小肠。而在食物进入小肠后，血糖才会慢慢上升。因此，如果我们在进餐时，让食物在嘴里停留的时间稍长一些，让血糖上升时间延长，血糖上升时，我们就不会有饥饿感，以此减少我们的进食量。

据一些医学专家调查研究，我们每吃进去一口饭，通常只咀嚼7～15下就会吞进肚子。如果把这个时间延长，比如咀嚼20～30下再吞进去，我们的进食量将会减少。

所以也才有反复咀嚼食物不肥胖的话。因此，改变生活小细节，也是可以让我们在不知不觉中瘦下来的。

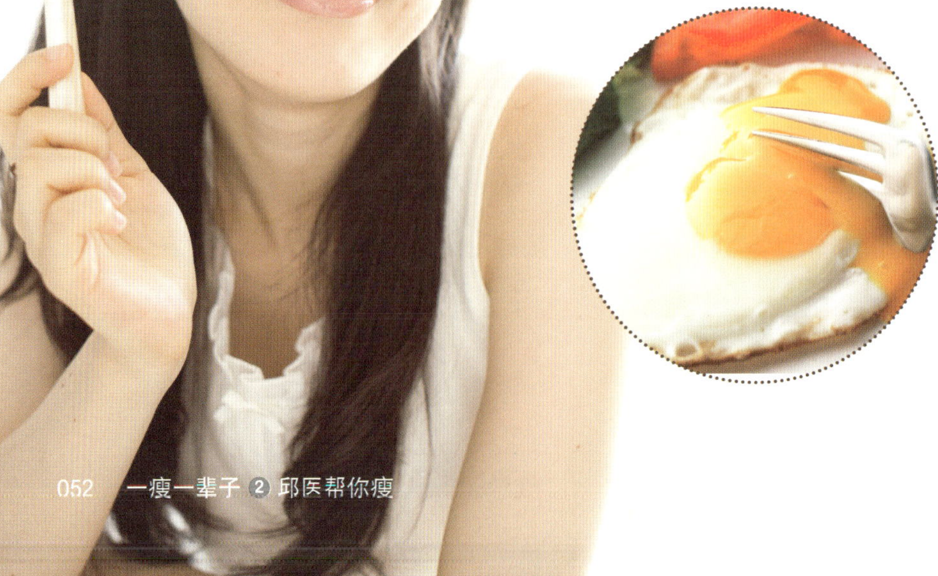

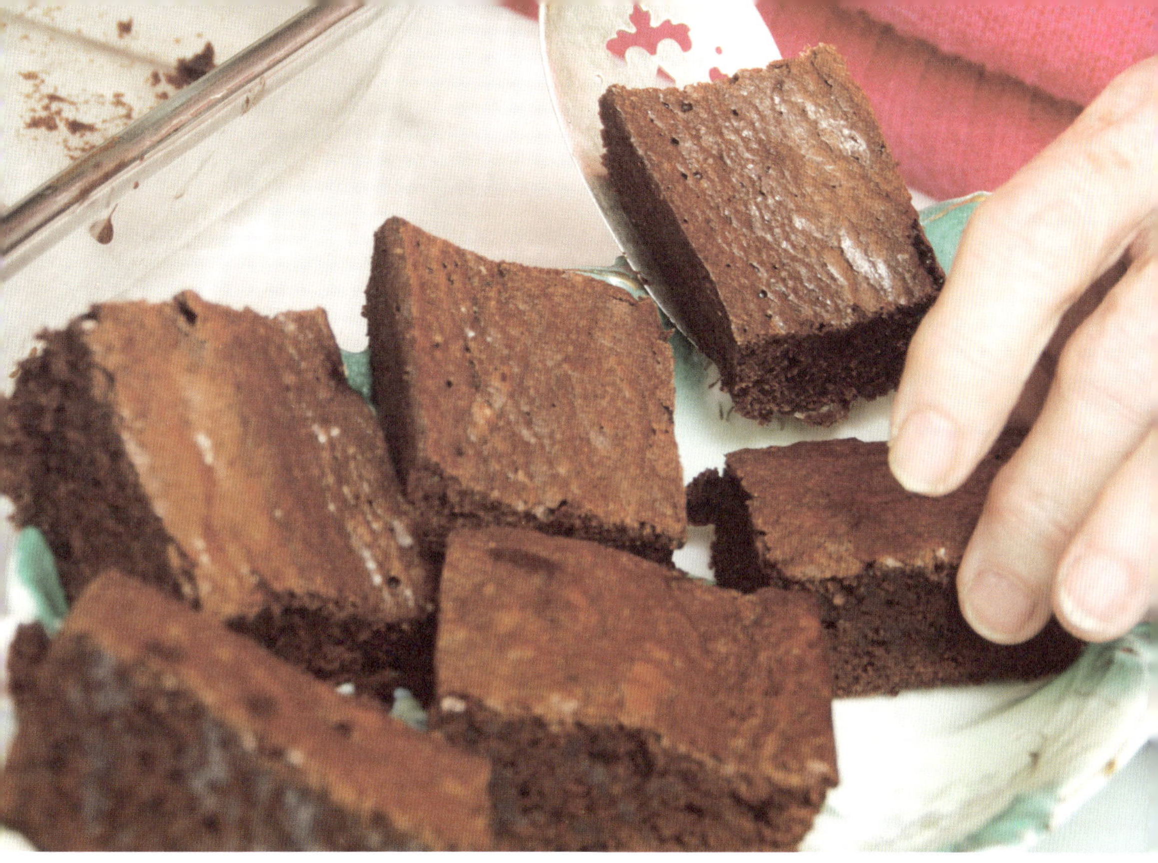

别把你的胃撑得太大

以前吃一碗饭就饱了，可现在怎么越吃越多？吃两碗都不够，难道胃真的被撑大了吗？有人经常这么问自己。没错，很多人长胖，都是因为这个原因。

如果再问他们，为什么一定要吃到撑，他们的回答是，很奇怪，原本心情不好，吃得饱饱的，就会有种幸福感。

他们没有乱说，也不是玩笑话，吃得饱饱的，真会让人有幸福感。这是有科学根据的，也是人的正常生理反应。

据科学研究，胃部和小肠因机械性扩张所造成的饱腹感，就是会让人满足、幸福。虽然这种幸福感、满足感很短暂，却也能让人上瘾。

因此，为了追求那种饱腹感、幸福感、满足感，很多人越吃越多，胃也越撑越大。想想看，一个原本只装50毫升左右食物的胃，最后却要装4000毫升才能满足，不是撑大了是什么？

这样的结果，当然是体重越来越重，人越来越胖了。

有句话说，鱼和熊掌不能兼得，饱腹感和苗条身材也是这样。如果单纯追求饱腹感带来的满足感和幸福感，就会丢了苗条的身材；而若想要苗条的身材，那就不要让自己吃得太“饱”。

可是，要怎么才能摄取热量不多，却还让人既有饱腹感，又不至于很肥胖呢？那就是将撑大的胃，慢慢再缩回去。这样，当我们的胃变小了，即使进食量小了，也是会有饱腹感的。

让胃缩小并不是不可能，因为我们的胃很有弹性，是平滑肌构造，所以如果能不继续让它变大，并一点点减少进食量，让它收缩的话，还是能基本达到两全的。

那么，一旦不小心撑大了胃，又该怎么做才能让胃缩回原来的大小呢？

不妨采用逐渐缩小食量的方法，比如先减少原来食量的1/4，一周后再减少1/4……慢慢地，让胃进行一定的收缩。这样即便吃少点儿，也会有饱腹感、幸福感。

当然，把撑大的胃又恢复到原来的样子，毕竟不如刚一开始的时候就不要把它撑大来得好，所以吃饭时，还是注意点儿吧！

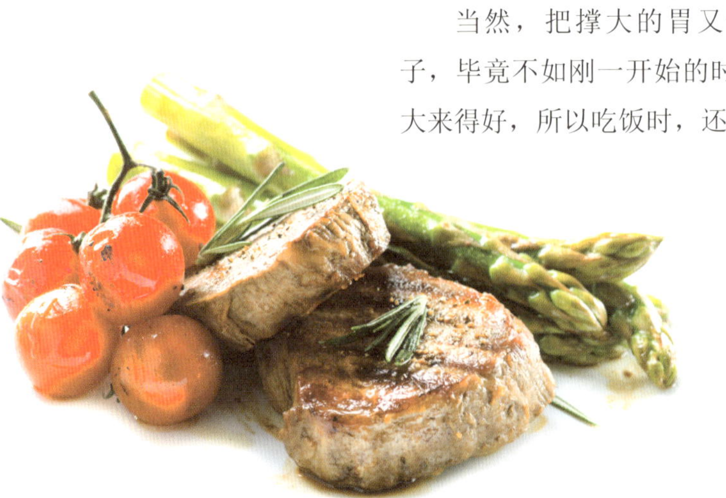

想办法增加体内的“棕色脂肪”

听说过“棕色脂肪”（brown adipose tissue，BAT）吗？它可是减肥者的最爱，它能将脂肪转化为二氧化碳、水和热量，所以也有“卡路里燃烧的小火炉”之称。

“棕色脂肪”又名褐色脂肪，是人体两种脂肪细胞之一。人体两种脂肪细胞分别是白色脂肪和棕色脂肪，白色脂肪负责贮存热量，棕色脂肪则负责消耗热量。

知道了吧！白色脂肪是减肥者的敌人，而棕色脂肪是减肥者的帮手。

在我们的日常生活中，我们经常会看到一些人怎么吃都吃不胖，而另一些人呢？却是连喝水都会发胖，究其原因，其实就跟体内的棕色脂肪的多少有关。我们知道，棕色脂肪是天生就有的，最多时是在婴儿时，大多分布在婴儿的肩胛、腋窝和后颈处，随着年龄的增长，当我们变成成人后，体内的棕色脂肪就会逐渐减少，最后仅有残存的部分存在于颈部。

其实，棕色脂肪也有自动产热、维持生命机能的能力。因此，婴儿通常是比成人耐冻的。

棕色脂肪对减肥这么有利，我们又怎么增加体内的“棕色脂肪”呢？英国白金汉大学负责研究新陈代谢的迈克•考索恩说，棕色脂肪的活力可以用很多方法激发出来。对于如何激发棕色脂肪的活力，他的建议是，可以多将自己置身于低温的环境中，也就是说，冬天的时候，我们不妨在空调房里少待一些，多去室外走走。

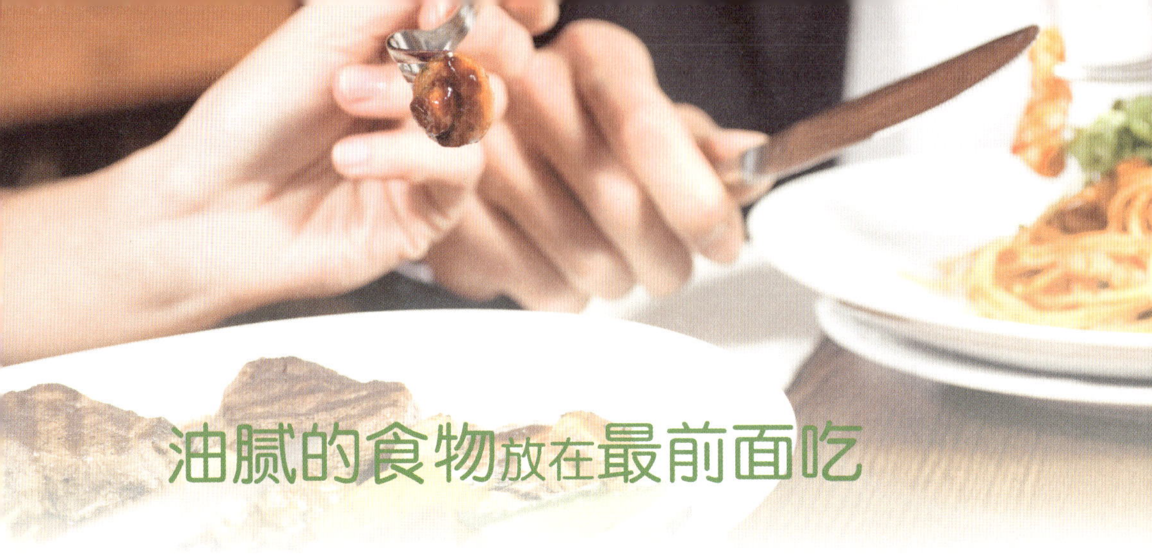

油腻的食物放在最前面吃

油腻食物经过十二指肠的时候会引起胆囊分泌缩胆囊素（CCK）进而刺激胆囊收缩将胆汁送进十二指肠消化分解油腻的食物，缩胆囊素会抑制食欲。这是油腻食物的热量原理，也是脂肪刺激胆囊分泌缩胆囊素，抑制食欲的短期饱腹信号。

油腻食物的热量原理，正是油腻食物为什么会让人一下子就吃饱的原因。

如今，自助餐盛行，网上很多人就谈起了怎么吃自助餐，可以把老板吃哭的诀窍，即先吃小菜，再吃蔬菜，以便开胃，开好胃后，再吃海鲜，最后吃肉食类。

别说吃自助餐，就是参加宴席也有这种感受，通常先上来的，一定不是硬菜（荤菜），如果一开始就上很油腻的食物，客人肯定很快就吃饱了，再上来的，也就没办法吃了（想必若真有人这样，也就是不想好好待客了）。

不过，我们这里说的是减肥，那就要和我们吃哭自助餐厅老板的方式反着来。

吃自助餐是为了让自己多吃，而我们减肥是为了让自己少吃，因此，不妨把油腻食物放在最前面吃，以便减少接下来的进食量。

不过，若用此方法减肥，一定还要记住，放慢速度吃。因为油腻食物进入十二指肠的速度，比淀粉类进入十二指肠的时间慢很多，如果吃得太快，在刺激缩胆囊素分泌前，别的食物早就进去了，也就起不到减肥的效果了。

记住！减肥时，面对满桌美食，先吃油腻食物，以便减少进食总量！

“能量守恒定律”

德国物理学家亥姆霍兹（Hermann von Helmholtz，1821—1894）的“能量守恒定律”，想必很多人都听说过吧。意思是说：能量是不会凭空产生和消失的，不过却能从一种形式转换为另一种形式，也可以从一个物体转移到另一个物体，但总量始终保持不变。

这个“能量守恒定律”，同样适用于我们摄取食物的总热量上。

既然适用，那么，我们吃进去的食物所含有的热量、能量，肯定也不会消失不见，最终，要么被排出了体外，要么被留在了身体里，进而转换成了脂肪。

也就是说，我们每天所摄取的能量，只会以这两种形式存在，一种通过尿液或粪便排出体外，另一种则堆积在体内。这个过程中的能量，也可简化为一“进”一“出”，“进”的能量是指摄取的食物，而“出”的能量是指新陈代谢、消耗掉的能量等。

如果“进”的能量和“出”的能量是相同的，那么，我们的体重将会始终保持不变；当“进”的能量大于“出”的能量时，毋庸置疑，我们的体重是一定会增加的；而当“进”的能量小于“出”的能量时，恭喜你，你的体重一定有所减轻，减肥成功。

也就是说，减肥成不成功，人也许会说谎，甚至有时连体重秤都有可能不准，但身体不会说谎，身体内热量的“能量守恒定律”不会说谎。

因此，想要知道自己减肥有没有成功，不用去问别人，你瘦了没有，只需问问自己，自己每天身体内能量的“出”和“进”，究竟哪个大就清楚了。

少喝汤，多吃固体食物

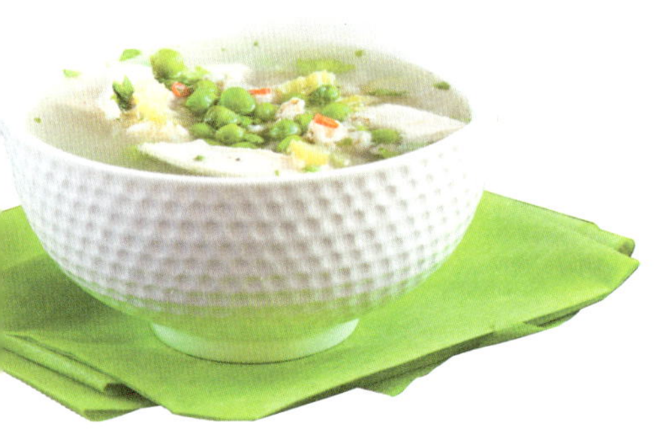

减肥有时是一件非常痛苦的事，最痛苦的莫过于肚子饿，又不能吃了。

忍受美食的诱惑是一件非常残忍的事，所以有很多减肥者，减肥时，面对满桌的美食，想吃又只能忍着，实在忍不住了，便去喝汤，以为喝汤没什么，不会长胖，因为汤最后都变成尿液排出来了。殊不知，这样做的结果是很可能会减肥失败。

因为喝汤不仅不能解决饥饿问题，还因为汤里也有热量。我们前面说了，人在进食时，不管是吃饭、吃蔬菜，抑或是喝汤，人体内的血糖和胰岛素都会分泌，直到4～6小时后才会回到原来的基础线。

如果喝汤的话，大多数汤都非常有营养，又因为是流食，比其他食物更容易被消化，还因为它的饱腹感特别差，水分很快就进入肠道，因此，喝完后就更饿了。

如果不想让减肥在痛苦中进行，那就在饥饿时，多吃一些固体食物，一些不容易被消化的食物，少喝汤吧！

当然，如果喝汤之后，能够少吃米饭、面食的话，则又另当别论了。只喝汤不吃米饭、面食，因为总热量的减少，当然也会瘦一些，不过却是很不健康的减肥法，因为营养会极度不均衡，健康会受到不利的影响。

英国曾经发生过几个喝汤减肥致死的案例，就是因为心脏衰竭而死的。

少喝含糖饮料

我们都知道，吃甜食容易长胖，原因很简单，相比其他，糖类更容易被人体吸收，因为它无须经过一个消化的过程。

如今，市场上的很多饮料，都是含糖的，如果不注意，常喝这样的饮料的话，危害很大。具体危害表现在以下两个方面：

首先，常喝含糖饮料会让血糖飙升，血糖又刺激胰岛素的分泌，进而让血糖转化为脂肪。这样的脂肪堆积多了，身材变形也就不可避免。

其次，胰岛素分泌多了，必定会与细胞膜上的胰岛素受体结合，进而将葡萄糖导入细胞，形成细胞内的脂肪。长此以往，反复受到刺激的细胞膜上，胰岛素受体会越来越少，将血液中的葡萄糖导入细胞的能力越来越差，可含糖饮料源源不绝地进到血液中，为了将血糖降低，胰脏必须分泌更多的胰岛素，更多的胰岛素又消耗掉更多的细胞膜上的胰岛素受体，于是，恶性循环就这么产生了。

当我们人体对含糖饮料产生依赖后，会喝越来越多的含糖饮料，经过长时间的饮用，含糖饮料继续不断地刺激胰脏，让其不断地分泌胰岛素，慢慢地，胰岛素抗性产生，导致胰脏上的β细胞疲乏，甚至产生功能衰竭，糖尿病也就这么在不知不觉中患上了。

这也就是为什么我们常听人说，糖尿病患者不能吃糖的原因了。如果已经得了糖尿病的患者，还继续喝含糖饮料的话，由于胰脏已经被破坏，无法正常分泌胰岛素，便会让血糖飙升，进而引发血糖中毒。

听了这些，你们还会将含糖饮料当水喝吗？

吃膳食纤维食物改善便秘

现在一提到便秘，一提到宿便，大家都知道，这是减肥者的大敌，甚至也是爱美者的天敌。宿便不仅对减肥不利，还容易让人肤色变暗，皮肤粗糙，甚至长斑。总之，便秘太让人讨厌了。

怎么才能不便秘，想解决它，只能从所吃的食物上下功夫了。可吃什么样的食物才有利于排便呢？前面其实也说了很多，无外乎就是每天摄取足量的膳食纤维等。不过，每天要摄取多少膳食纤维，才能让宿便不再成为问题呢？

据研究表明，需要20～35克的膳食纤维。

当然，20～35克是最小量，是底线，多于35克更好。也就是说，只有摄取不低于这些的膳食纤维，才能有助于肠胃的蠕动，进而改善便秘。摄取这么多膳食纤维的方法也很简单，那就是一日三餐中，至少有一餐的水果和蔬菜要非常丰富。

那么，除了摄取膳食纤维外，还有没有什么办法，能彻底改善便秘呢？

也有，首先是每天喝足够的水。据说，正常人一天需要的水分是2500～3000毫升，低于这些水分，当食物进入大肠后，大肠由于自身的需要，便会摄取这些食物中的水分，让大便变得越来越干燥，难以排出，最后形成宿便。

此外还有就是，多做一些运动，特别是一些跳跃性的运动。因为，人在跳跃的时候，腹腔会受到震动，进而影响到大肠，震动刺激大肠蠕动，对排便非常有好处。

总之，摄取足量膳食纤维、喝大量水、多做一些跳跃性的运动……都能改善便秘。

减肥要放弃血糖指数高的食物

饥饿的原因是什么？是血糖降低。进食食物又是为什么？是为了增加血糖含量。当我们因进食食物，而让血糖含量上升时，我们身体内，胰脏的β细胞为了让血糖降到正常值，便会分泌出胰岛素来。也就是说，分泌胰岛素是为了降低血糖，可怎么降低？让多余的血糖进入肝脏和脂肪细胞，变成油脂就可以了。

知道了吗？肥胖就是这么产生的。

因而，想要减肥，我们就要从源头想办法，也就是预防血糖的过度上升，进而让它没有机会变成油脂。那要怎么预防呢？少吃那些容易让血糖指数上升太快的食物就行了。

那么，在我们的日常生活中，什么食物不容易让血糖指数上升太快呢？很多粗粮、蔬菜和水果就可以。

粗粮比如玉米、高粱、荞麦、黄豆、青豆、绿豆等。而在水果里，最不容易让血糖指数升高的是西红柿、番石榴和葡萄柚等。

也就是说，我们可以多吃一些粗粮、豆类、蔬菜和水果。那么，又有哪些食物容易让血糖指数上升太高呢？

据目前公布的500多种常见食物的热量，高热量食物包括精米、面粉类，以及水果里的西瓜、杧果、菠萝、荔枝、桂圆等。

当然，这么一说，一向喜欢吃荔枝、桂圆、杧果的人又害怕了吧。也不用害怕，即使是减肥，高热量的食物也不是完全不能吃，因为让人肥胖的高热量，是指一天摄取的总热量。虽然那些食物及水果是高热量食物，但如果我们在吃的时候，吃的不是很多，那么它的总热量也不会高，总热量不高，也就不用担心血糖变成脂肪了。

相反，即使是那些低热量的食物，如果我们吃的时候不节制，拼命吃，也会因为吃得太多，总热量很高而让血糖变成脂肪的。

总之，在同等摄取量的情况下，减肥还是要尽量选择那些低热量的食物来吃。

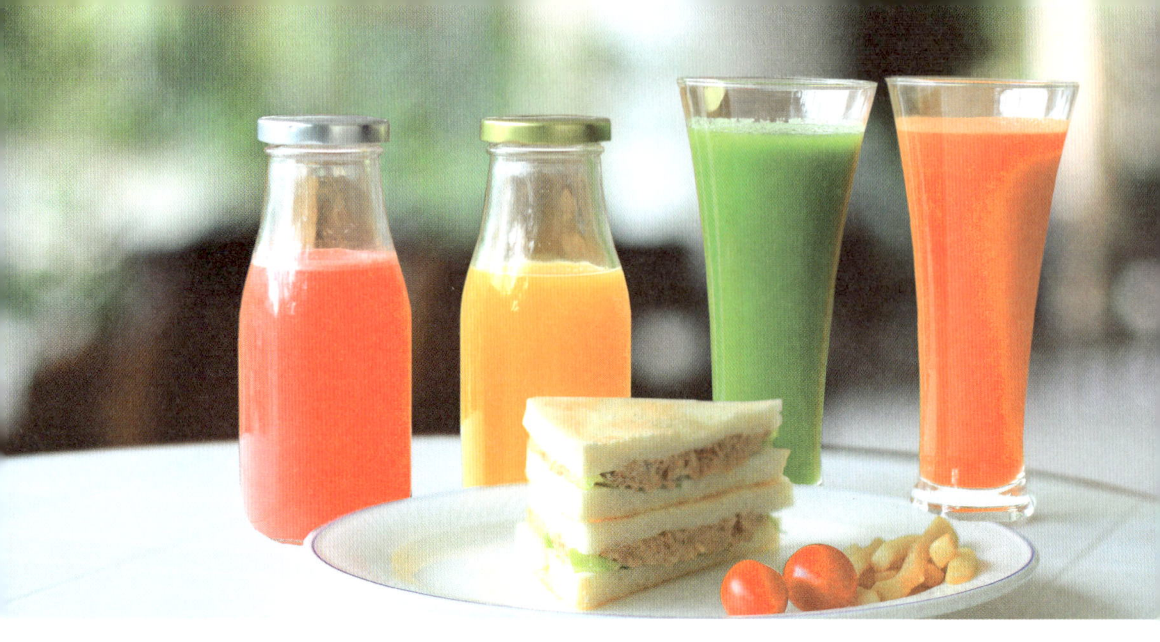

减肥大敌：可乐、果汁

可乐含糖，卡路里很高，是减肥的大敌。这一点，很多人都不会否认。不过，为什么把果汁也和可乐放在一起，说是减肥大敌呢？

难道那些新鲜果汁，也成了减肥的大敌？我们前面不是说了，水果热量低，能减肥吗？还说水果富含维生素，要多吃，怎么在榨成汁后，喝了倒会让人长胖了。

很难理解吗？其实并不难理解，经常自己榨果汁的人一定知道，新鲜果汁，是需要好几个水果才能榨成一杯的。单就说一杯橙汁吧，需要三个橙子来榨。当我们把三个橙子榨成的那杯橙汁喝完后，因为是流食，不但容易消化吸收，也很容易就饿了。想想看，这杯橙汁一进入胃里，不仅所含热量被身体吸收，又因为它是流食，让我们很快就饿了，饿了当然要吃东西，这样还能减肥吗？

爱喝可乐的也有疑问了，高卡路里的可乐喝了不好，可如果喝那些低卡可乐，甚至零卡可乐，不就可以了吗？

当然不是这样的。

我们先来看看，什么是低卡可乐、零卡可乐吧。

所谓低卡、零卡可乐，是将糖换成了一种代糖，比如阿斯巴甜。代糖的成分是什么？是氨基酸。蛋白质在消化后，会成为氨基酸，蛋白质有热量，氨基酸自然也是有热量的，因此，如果把一般的糖分换成代糖还说它是低卡，甚至是零卡的话，那绝对是胡扯。

很多国外研究还表明，如果单论糖对人体的伤害，那代糖甚至比砂糖还严重，对那些糖尿病患者和心血管病患者来说，更是不利。

既然代糖和砂糖一样，都含有糖分，那么，我们知道，人体对糖类的消化和吸收是非常快的，通常只需一两个小时，我们的身体就会恢复血糖值。由于身体快速地吸收了糖分，胰岛素大量分泌，因而引起了血糖降低，到了一定时候，我们就会有强烈的饥饿感。因而，有些人在饿了后，不敢吃东西，怕长胖，便去喝新鲜果汁，以为这样不会长胖，甚至还能补充维生素。当然，更有人因为习惯喝可乐，而去喝低卡、零卡可乐，以为这样既能解除饥饿感，也能获得营养，还能减肥，肯定都是错误的。

总之，减肥者，请戒掉可乐，不管是低卡可乐还是零卡可乐。而对于那些喜欢喝果汁的减肥者，还是将果汁换成水果，整个来吃吧，实在想榨成果汁喝，那要么和果肉纤维一起榨，要么每次少榨点儿，用减少摄取量的方式，做到减肥、营养两不误。

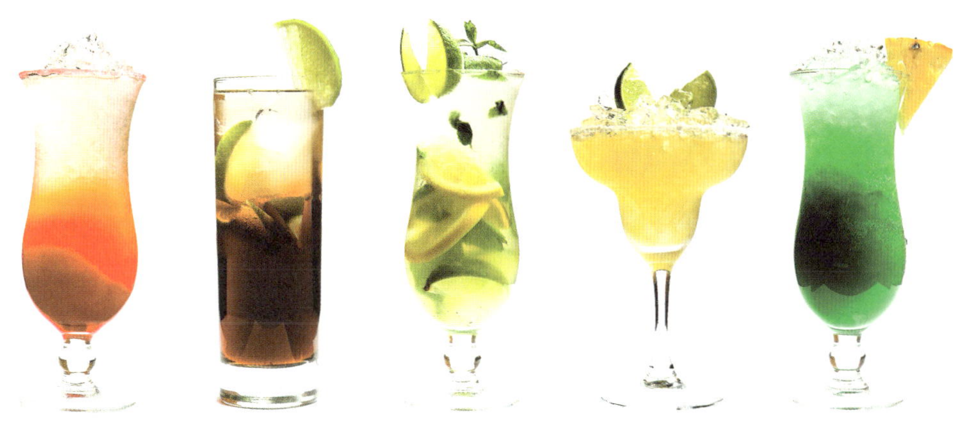

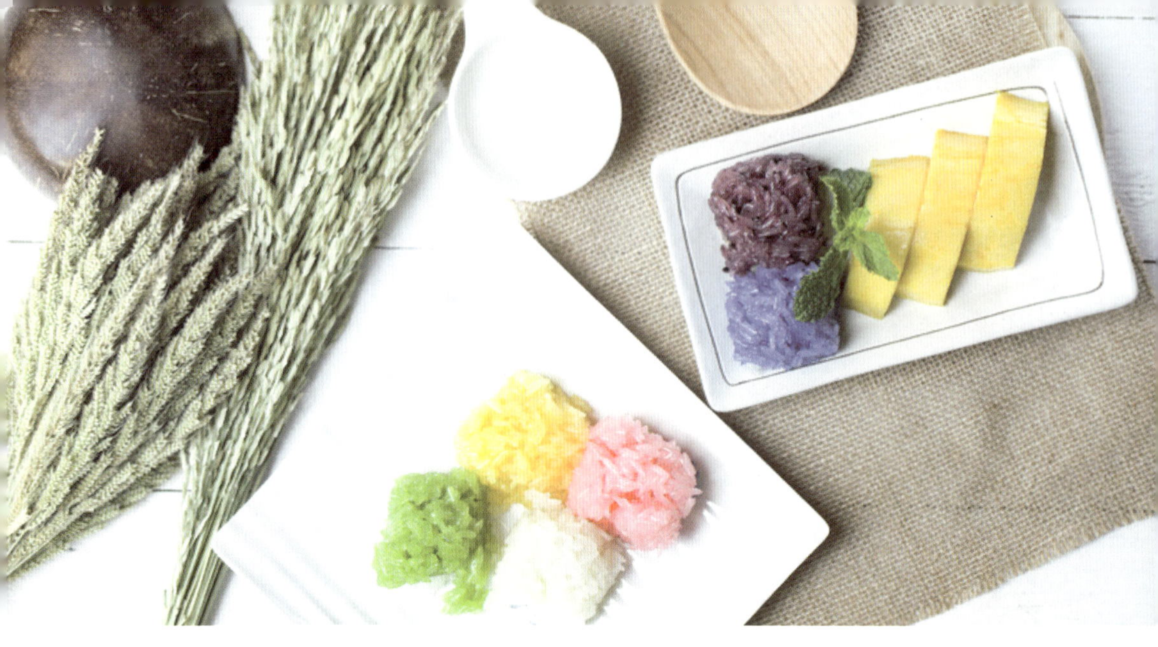

想减肥，少吃糯米

什么是糯米？糯米就是糯稻脱壳的米。日常生活里，我们看到的糯米通常都被制作成了甜食。

糯米的营养还是很丰富的，它含有蛋白质、脂肪、糖类、淀粉等，还富含各种对人体有帮助的维生素，对食欲不佳、腹泻有缓解作用。

看到了吧！糯米是很有营养的，但对减肥者来说，缓解食欲不佳、腹泻的功能，才是让他们很崩溃的事。

同时，糯米还是高热量食物。

我们常说，减肥远离高热量食物，而在食物里，糯米的热量最高。糯米中所含的糖分，在经过转化成葡萄糖后，很快又会被转变为脂肪，然后堆积在人体内。对减肥者来说，最要命的是，糯米还有容易让人产生饥饿感，导致进食量增加的作用，所以才说它有缓解食欲不佳的作用。

吃糯米还有个缺点，那就是除了容易让人长胖外，还会因为吃糯米过多而造成高血糖、高胰岛素等病症。

所以说，想要减肥，想要保持血糖稳定，想要远离心血管疾病，那就远离糯米吧！

人造奶油，少吃为妙

有人说，吃奶油能减肥，理由是它的热量低。

似乎有些道理，不过，那种经过人工加工的，非自然奶油却是不能多吃的，吃多了不仅不能减肥，还容易伤害身体。因为，人工加工的奶油在氢化过程中会产生一种反式脂肪酸（trans fatty acids），这种反式脂肪酸具有胰岛素抗性。反式脂肪，也叫植物脂肪。在我们的观念里，吃植物油比吃动物油好，因为植物油里的胆固醇最少。

不过，当我们用植物油做奶油时，为了让它改变原有的不耐热、不稳定、容易酸化等特点，对它进行了一系列氢化，以便让它易保存，起到耐高温作用。可是这种将液态植物油经过氢化，又让它变成固态的经过，也让它的脂肪酸结构发生了改变，这个改变过程就叫反式脂肪。

发现在日常生活里，很多人在刚开始使用固态植物油（反式脂肪）时，都觉得很好用，很方便。可渐渐就会发现，这种偷懒，对人体是很有害的。吃反式脂肪，比吃动物油对人体的伤害还大。甚至如果经常食用反式脂肪，还容易升高坏胆固醇，让好胆固醇下降，进而引发粥状动脉硬化、血管阻塞等心脑血管疾病。

因此，那些喜欢吃奶油减肥的爱美女性，一定要尽可能地避免吃那些人造奶油。比如，在我们吃吐司时，人造黄油还是不要再涂抹了。再买一些食物时，也要看看标示，如果发现含有人造奶油，也是要避免食用的。

那么，为什么反式脂肪不仅不能减肥，还能增肥呢？原来，反式脂肪酸有不易被人体分解的特征，也就是说，我们吃下去的反式脂肪，因不被分解而堆积起来，让身材变得臃肿。

如果我们稍有注意就会发现，如今很多发达国家已经在限吃反式脂肪了。

那么，一定有人要问，固态植物油（反式脂肪）不好，是不是市场上的植物油就一定很安全呢？也不一定，如今市场上纯天然的植物油已经很少了，而那些进行过加工的植物油，都很容易产生反式脂肪酸，所以选用时，一定要多加注意，最好选用真正的纯天然植物油。

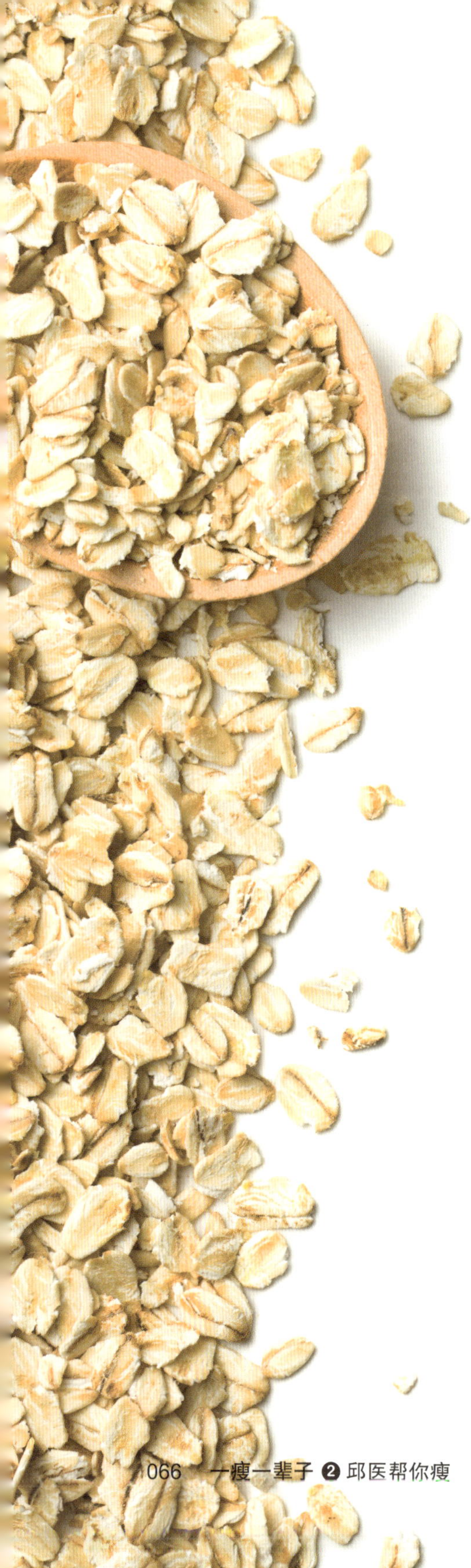

瘦身者慎食燕麦

很多人在瘦身时，不吃或少吃面食、米饭，而改用燕麦来替代。为什么呢？因为他们觉得，燕麦是膳食纤维食物，有利于排便，对减肥有利。没错，燕麦是膳食纤维，是有利于排便，但大家却忽视了另一个事实，那就是：燕麦的热量大得吓人，甚至比米饭都高。

试想一下，本来是要减肥的，是要从食物里少摄取热量的，不料却食用了更高热量的食物。

据饮食行业研究发现，同等量的米饭和燕麦，它们的热量一个是183千卡左右，而另一个则是410千卡左右。

也就是说，同等量的燕麦的热量竟然是米饭的两倍多。

又有人说了，虽然燕麦的热量比米饭多，可它更容易吸水，一吸水就会膨胀，比米饭容易让人有饱腹感。这话说得没错，听起来也很有道理，不过，在选择用燕麦代替米饭减肥的过程中，有一条一定要谨记：吃米饭的1/4，不然，吃燕麦减肥，可就成了笑话。

只喝浓汤减肥，可能引发中毒

很多人在减肥期间，不再吃一点儿食物，完全禁食，只喝汤，以为这样自己很快就能变瘦。

这种做法的结果很可能是，肥倒有可能减下去了，可自己最终也进了医院，更严重者，甚至还会暴毙身亡。

真有这么严重吗？

当然有，因为人体在缺乏糖类的情况下，会感到饥饿，饥饿而没有进食，也就意味着没有补充能量。我们的身体不管在何时，即使睡觉，也是需要能量的，没有外来的，只好靠身体的代谢燃烧脂肪产生能量来维持正常运行了。这也就是很多人节食减肥的原理。

然而，脂肪在燃烧时，会产生一种酮体（ketone body），酮体是身体在饥饿、禁食状态下产生的化合物，最后经氧化会形成酮酸，这酮酸可不是什么好东西，必须从尿液里排出，可如果我们在禁食，进入胃里的只是浓汤的话，浓汤会因水分不足，浓度过高，让酮酸无法尽快从体内排出，进而就会引发酮酸中毒。轻则进医院，重则会送命，特别是那些糖尿病患者，一定要注意。

据说，有位20多岁的少妇，体形略显丰满，因为要结婚，为了能穿上那美丽的婚纱便开始减肥，她减肥采用的就是禁食法。不摄取任何食物，只喝浓汤，结果，三个月后，她确实减掉了近20公斤，也能穿上美丽的婚纱了，但因禁食又喝浓汤，付出了她的生命。

原因就是前面我们说的，身体由于缺少糖分，脂肪代谢发生异常，产生了酮体，又由于她只喝浓汤，浓汤浓度太高，无法将酮酸从尿液里排出，进而暴毙身亡。

一场婚礼，因一个错误的减肥方法，让喜事变成了丧事。

因此，不要用禁食来减肥，即便这么减肥，也别忘了要喝水，不然会要了你的命的。

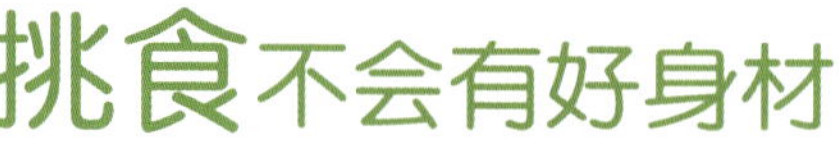

挑食不会有好身材

中国的孔雀公主杨丽萍，想必没有人不知道吧，虽然年过半百，但她的身材，依然如年轻女孩般，除了跳舞让她拥有如此娇美的身材外，还因为她吃饭从不挑食。

曾有媒体在对她进行专访时，让她介绍如何保持好的身材，她说："早上喝豆浆，晚上喝蜂蜜，平时多做运动多出汗，这对皮肤、身材都很好。而且什么都要吃，不能挑食，这样才能有能量，尤其是要多吃菠菜、西红柿。"

知道了吗？不能挑食，挑食不会有好身材。

曾看到一条新闻，说有两兄弟，家里是做餐馆生意的，每次餐馆推出很多新产品后，都要将新产品排成一排，让两兄弟去试吃，试吃好了才上市。然而，两兄弟在试吃时，却有着不同的习惯，那就是：哥哥面对一排美味的新产品时，采用的方式是每个都吃上几口，而弟弟不一样，他先看，觉得哪个让他有食欲，才端起来吃，一吃就是一整盘，而其他的菜品则不动。

日复一日，年复一年，慢慢地，结果可想而知，哥哥的身材很好，而弟弟却成了一个大胖子。

因此，对于爱美的女士，如果想拥有杨丽萍那样的好身材，就不要挑食。而对于那些不想有大肚腩的男士，再上桌吃东西时，千万记住每样菜都吃上几口，别认准一个，狠命吃。

神奇的生食瘦身法

有位朋友说，现在欧美国家流行一个词叫“生食”（raw food），这种“生食法”成为很多欧美人减肥养生的方法，他们认为进食生食可以控制体重，同时可以抵抗和延缓衰老，起到养生的功效，甚至有人声称这种饮食方式还能够治疗顽固的糖尿病。

什么叫“生食”呢？顾名思义，生食就是没有煮过的蔬菜、水果，它们是以生的方式吃到我们的体内。这种概念的确是有科学依据的。举两个例子来说明。

最有名的一个例子是2015年又产下一子的英国凯特王妃。凯特王妃在分娩之后十天就出院了，很多人都感到费解。但如果观察凯特王妃的养生之道，就能发现一点特殊之处，那就是她每个礼拜当中必有一天是吃“生食”的。这意味着在那一天，从早到晚，凯特王妃只吃生的冷东西，如她早上会吃冷色拉生菜，中午会用柠檬汁淋在生鱼片或者烟熏的鱼肉上吃，加餐时她还喝一点生冷的西红柿汤，甚至晚上的时候还要吃一些生的蔬菜和水果。人们发现坚持这种饮食方式的凯特王妃，她的身体、容貌都维持得很年轻，同时，刚生完孩子后竟然没有坐月子，十天就出院了，而且完全恢复了正常的生活。

另外一个有名的案例，也是英国的一个女生，这个女生现在已经29岁了，她从7年前开始完全吃生食，即生的蔬菜和水果，她摄取的蛋白质来源也不是肉，而是坚果类的植物蛋白。周围的人经常感叹，虽然她已经奔三，但看起来却只有16岁的年纪。

事实证明，这种“生食”果然是有养生和美颜的多重效果，从医学的角度来看就是因为生的食物中保存着最完整的营养素，没有被烹饪过程破坏掉，而且这种生食促进新陈代谢，对健康有更进一步的帮助。所以，想要养颜和减肥，锻炼出更强健体魄的朋友们，不妨尝试一下生食法。

调节饮食，关注体重

很多人变得肥胖，都是因为吃东西不节制，吃了过多高热量食物而引起的。热量摄取太多，当身体里的脂肪细胞变得越来越大，慢慢又开始分裂，分裂成更多脂肪细胞时，我们的体重也就开始噌噌噌地飞涨了。

减肥不容易，所以平时吃东西的时候一定要注意，尽量不要让体内脂肪细胞过多，以至于到了需要减肥的地步。即使是一不小心，我们真的到了必须减肥的地步，也不能让自己太胖。因为，体重每增加一斤，我们减肥的难度也就增加了一分。

因为，当体重增加到比原体重多出5%时，体内的脂肪细胞就又开始分裂了，其分裂速度很快，并永远存在你的体内，不会自然消失。

所以，千万不要让体重增加到比原来多出5%。可要怎么做才能不让体重增加到不可逆转呢？

首先肯定是注意平时饮食了，特别是要注意葡萄糖的摄入。据一些研究发现，过多的葡萄糖，可以使脂肪细胞的数量加倍。

因此，白糖对减肥的人来说，无疑是毒品了，它不仅会让人吃上瘾，而且会让我们的身体越来越膨胀。

当然，不仅是葡萄糖要少摄取，平时的饮食我们也要有所节制。知道日本的相扑运动员吗？他们为什么会有那么大的块头呢？就是因为他们的食量是我们平常人的5～10倍。正是因为摄取了这么高的热量，才让他们体内的脂肪细胞越来越多，最终让体形变成了那个样子。

所以，最好不要让自己的体重增加到需要减肥的程度，一旦到了减肥的程度，也不要让它超出原体重的5%，不然，你的减肥之路将会越来越难，越来越痛苦。

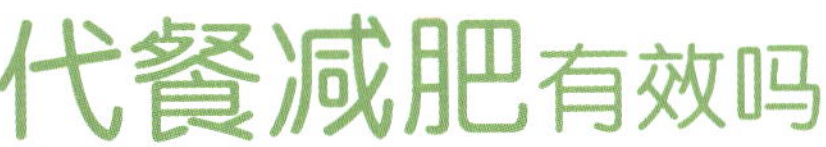

代餐减肥有效吗

听说过代餐吗？就是可以替代正餐，抑或替代部分正餐的一种食物。有研究显示，代餐是能减肥的，甚至还是最有效的减肥方式。很多通过代餐减肥成功的人士说，相对于节食减肥，代餐减肥要轻松健康得多；而相对于吃减肥药减肥，代餐没有任何副作用；相对于运动减肥，代餐没那么累……因而，代餐减肥受到了很多爱美女士的推崇。

代餐减肥，实质上就是帮助用餐者减去一餐的热量，以便降低用餐者这一天的摄取总热量。比如说，原本你要吃500千卡的便当做午餐的，现在不吃了，你换成了100千卡的代餐。那么，你这一天就少摄取了400千卡的热量。想想看，如果每天你至少有一餐是用代餐来替代正餐的，那么，一个月下来，你会少摄取多少热量？

差不多一个月会少摄取1200千卡热量，也就是差不多3斤脂肪，3斤脂肪，堆在那里有多大一堆，想想都欣喜。

怎么样？是不是既方便又有效？

不用节食那么痛苦，也不用运动那么累，还不用怕减肥药有副作用，另外还有可口营养的代餐吃，这对用其他方式减肥，无法持久者，抑或是懒得用小细节来减肥的人来说，是多好的方式啊。

有人要问了，代餐减肥这么好，是不是要将一日三餐，全都换成代餐呢？

对于代餐是否可完全取代正餐，这可根据个人的减肥需要，当然，更要去咨询营养专家。比如，因要结婚穿婚纱，抑或演员在演某个角色时需要，必须快速减肥，那么不妨一日三餐里，至少有两餐用代餐，以便急速减重。平时的话，只要每日将一餐的正餐换成代餐就可以了。

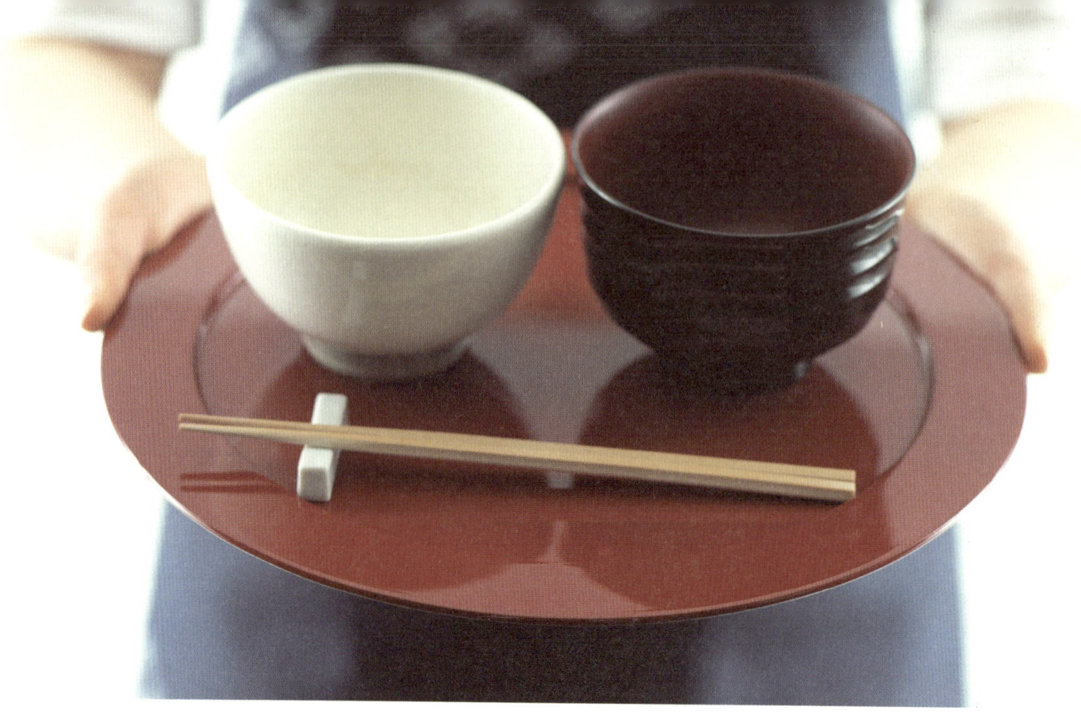

不过，任何东西过则有害，代餐虽然是最有效的减肥方法，可如果我们什么都不吃，很长时间以来，都只吃低热量的代餐，不吃任何一点儿正餐，很可能因为热量的摄取不足而导致心脏衰竭。

原来，心脏之所以能正常运作，是因为肌蛋白和线粒体给其供应了足够的热量，让其持续收缩，并让血液循环至全身。可当我们摄取的热量太少时，身体的肌蛋白和线粒体由于没有足够的热量能给心脏，造成了心肌无力收缩，也因血液无法被传送到全身以供应细胞养分而造成了心脏衰竭的后果。

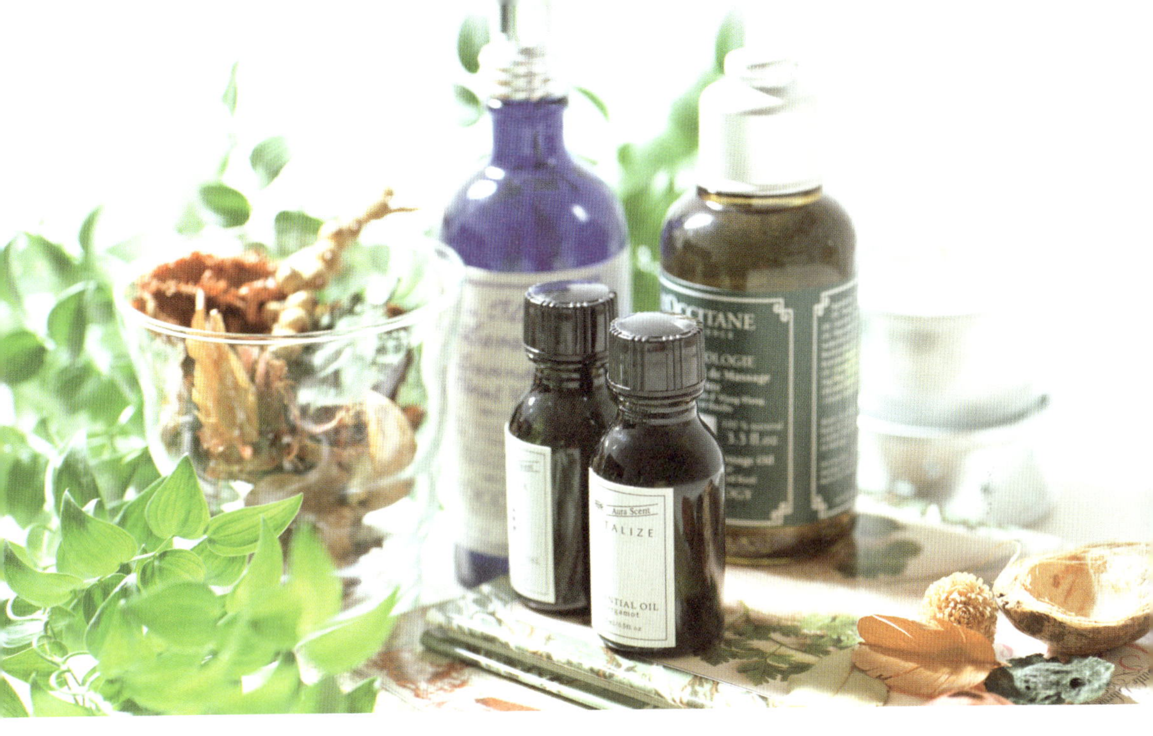

减肥不反弹，其实并不难

现实生活里，很多减肥者之所以减着减着就放弃了，都是因为反弹。也就是说，他们对不停减、不停反弹感到了绝望，对减肥没有信心了。

因为好不容易减下去了，结果没过多久，一反弹，竟然比过去还胖了很多。

其实，我们知道，减肥瘦身的方法有很多，并不是只有节食和运动这两种。而且，即便是减完后，又开始了反弹，对减肥者来说，也是一次经验和教训，经验就是，至少还能减下去。教训当然就是找出反弹的原因了。

何况，减肥有时候并不仅仅是为了好看，更为了健康。因为肥胖引发的疾病太多了，比如心脑血管疾病。

不过，减肥后又反弹，毕竟是件让人懊丧的事，我们很有必要来找找原因。

什么原因呢？

原因很简单，大多数减肥后又反弹，是我们在减肥的过程中，采取了不正确的方式。那么，要怎么做才能让反弹概率更小一些呢？

可以在节食减肥中，提高一些蛋白质的摄取比例，这样便能减少脂肪细胞的增加概率了。

为什么提高蛋白质的摄取比例，就能减少脂肪细胞的增加？

简单地说，就是我们人体的蛋白质分为两种：一种是结构蛋白，另一种则是功能蛋白。也就是说，结构蛋白是负责肌肉和骨骼的，而功能蛋白则是负责消化、血液循环和免疫功能等的。

不管哪种蛋白质，均不会因为我们减肥而减少对它的需求。可我们在节食减肥时，因为减少了进食量，进而将蛋白质的摄取量也减少了，体内的蛋白质达不到它的需求，将会导致身体机能出现问题，这一出现问题，内分泌便发生了紊乱，不听使唤了。

这就有些像那些紧绷的绳索，本身是想让它变直的，不料由于绷得太紧，结果绳子断了，曾经绷直的绳子，便比原来还弯了是一个道理。

因此，节食减肥时，千万别忘了补充一些蛋白质，这样便能预防反弹了。

进食热效应助减肥

冬天的时候，天寒地冻的，人人都觉得冷得不行，可当你吃完饭，很快就会有种暖洋洋、热乎乎的感觉了。有些人甚至吃饭前，穿着棉衣，裹着围巾，可吃完一餐饭，棉衣敞开，围巾解下，不仅不感到冷，而且还有些热。

这是进食热效应造成的。

当食物进入嘴里后，口腔便开始分泌唾液，以便帮助食物消化。而当我们通过牙齿咀嚼，将食物咬碎吞咽下去后，它们经过食道的蠕动，又会进入胃内；食物在刚一进入胃里时，胃壁会分泌出一种消化酵素。

这消化酵素是用来干什么的呢？同样是帮助我们消化食物的。

经过了消化食物这一过程后，胃肠道内的一些器官便要对那些食物进行吸收、运送和储存养分了。

食物的摄入，会让体内的新陈代谢加快，这就好比工厂里突然来了订单，工人们必须加快速度完成它一样。新陈代谢的这个过程，其实就是身体消耗热量的过程。

一些医学研究发现，我们每次进食所消耗的热量，大约占一天所消耗的热量的10%。而每克营养素所带来的热量中，脂肪最多，大约是9千卡；蛋白质和糖类一样，大约是4千卡。因此，想要吸收这些营养素，人体就必须消耗一些热量。

那么，消耗掉的都是些什么？又有多少呢？蛋白质是0.8千卡左右、脂肪是0.4千卡左右、糖类是0.2千卡左右。

看到了吗？脂肪热量最大，有9千卡左右，可在消耗热量时，却只能消耗掉它的0.4千卡左右。而蛋白质呢？和脂肪相反，虽然所带热量和糖类一样，是4千卡左右，可消耗热量时，它却消耗掉了大约0.8千卡。

减肥时就应该选择蛋白质。

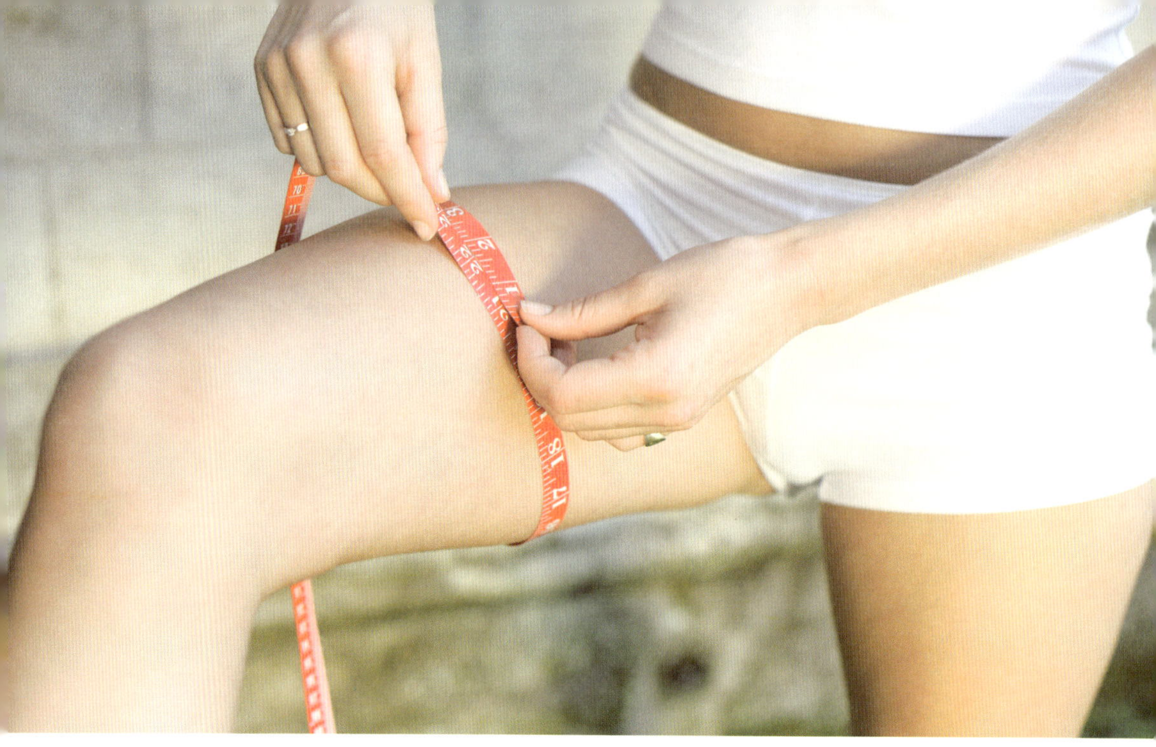

当我们摄入蛋白质后，蛋白质可以利用其产热效应，减少我们身体对热量的吸收，同时又消耗热量。这就是为什么减肥时要吃蛋白质，冷了也要吃蛋白质的原因。

怎么用进食热效应原理来减肥呢？其实也简单，就是尽量用蛋、豆、鱼肉类食物取代米饭、面食类食物，用蔬菜来取代水果。

这样做的好处是，既能让人有饱腹感、满足感，还能减少热量的吸收，并降低我们的食欲，减少食物的摄取量，好处实在是太多了。

当然，这是相比较而言，是在同等量的情况下。我们在减肥时，该控制的是总热量，不要一听说吃蛋白质能减肥，就拼命吃，吃多了，照样会发胖。

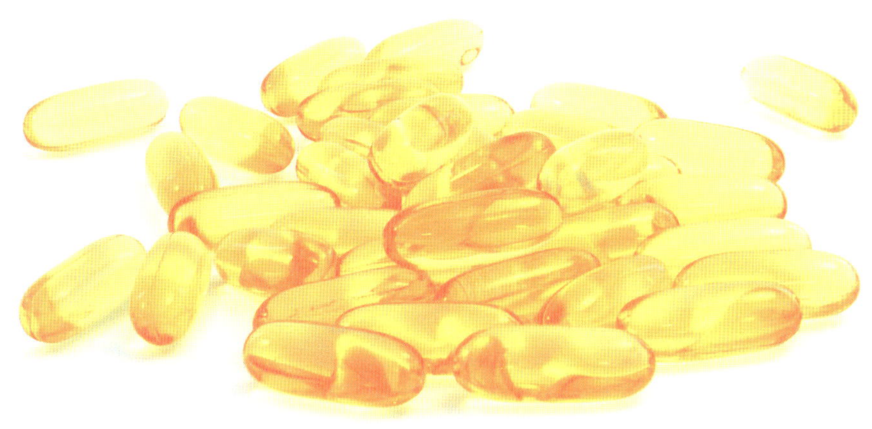

既减肥又保护大肠，可食用膳食纤维胶囊

对爱美的女性来说，肠道保养尤其重要。因而，一些商家在推销一些肠道保养的产品时，都会请美女明星来做广告。

目前市场上有一种被称为益生菌粉末包的东西，让很多女性都趋之若鹜。益生菌粉末包就是保养肠道的保健品，曾在很长一段时间里，成为爱美女性包包里的必备品，有着和口红同等的地位。

这些保健品是否有效不知道，不过，单从保养肠道这个理念来说，是正确的。我们市场上常见的肠道保养保健品，大多以胶囊的形式存在。我们知道，胶囊只是包装，为了食用方便，真正起作用的，是胶囊里的粉末，那么，这些据说能保养肠道的粉末，又为什么能起到保养肠道的作用呢？

我们还是先来了解一下肠道里的细菌吧！

我们每个人的肠道里，都有两种细菌：一种是有害菌，另一种是有益菌。有害菌的食物来自哪里呢？来自氨基酸，氨基酸又来自哪里呢？来自我们吃的肉类食物里。而有益菌呢，则来自我们食用的碳水化合物（糖类）。不过，米饭、面食等糖类在胃肠道消化后被吸收殆尽，不会跑到大肠里，而膳食纤维就不同了，膳食纤维虽然也属于糖类的一种，却是那种无法被胃液消化的糖类。

因此，膳食纤维便能没有变化地从胃里被送进大肠内，并成为益生菌的食物，帮助益生菌繁殖。益生菌在“吃”了这些膳食纤维后，会分解出一种叫作丁酸的东西，丁酸又可抑制大肠内的有害菌繁殖，因而对大肠的保健很有好处，甚至还有预防大肠癌的作用。

现在知道食用膳食纤维食物的好处了吧！

那么，我们怎么才能知道我们肠内是有害菌多还是有益菌多呢？很简单，只需闻闻屁就能知道了。如果一个人的屁很臭，不仅能说明他喜欢吃肉食，无肉不欢，而且也说明他肠内的有害菌繁殖特别厉害，致使那些没有来得及消化的蛋白质，全都聚集在了大肠内，因为有害菌把这些没有被消化的蛋白质进行了分解，因而形成了粪臭素。

相反，如果这个人的屁不臭，说明他肠内有益菌多过有害菌。

那么，面对有害菌多的大肠，又要怎么保养呢？当然是多食用富含膳食纤维的食物了，当然，如果为了方便，可以去吃那些能保护大肠的保健品——粉末状的膳食纤维。它们不仅可以帮助有益菌繁殖，而且还能抢占有害菌的地盘，保护我们的大肠。

如今，我们的生活条件好了，也别长期大鱼大肉，让我们的肠道不堪重负，使有害菌增多。这种保养肠道的保健品，若将肠道比喻成爱车的话，那么保养肠道的保健品就起到了“隔段时间就给爱车做保养”的作用，对维护它的功能很有好处。

这些保养肠道的保健品，除了维护我们肠道外，还因富含膳食纤维（特别是那种果胶类的胶囊），热量小，不易被胃肠酶分解等原因，对大肠很有好处。同时，它还因吸水能力强，让人吃下去有饱腹感，进而控制我们的食欲，有利于减肥。

明白了吗？如果明白了，那就在吃饭前半小时，吃一粒这种保养肠道的胶囊吧。

特别注意：用不少于200～300毫升的水冲服！

吃红曲，既减少食欲又降低胆固醇

红曲是以籼米为原料的绿色食品添加剂，它不仅能降低胆固醇，还因含有能抵制食欲的“γ-氨基丁酸”（GABA），被很多爱美的年轻女性视为减肥良方。

红曲的确是好东西，不仅能减肥，它所含的γ-氨基丁酸还能起到舒缓神经的作用。

那么，红曲减肥，又是怎么实现的呢？

原来，我们大脑里是有很多神经突触的，神经突触的主要工作就是向我们身体中的各个器官传达信息，有40%在传达信息的时候，都必须依靠γ-氨基丁酸这个传导物质才能实现。

有人曾为此做过一个试验，发现那些食欲大的小老鼠，脑部γ-氨基丁酸的含量很少，而那些食欲小的小老鼠，脑部的γ-氨基丁酸的含量却很多。

如果还没看明白的话，简单地说，就是一个人如果缺少了γ-氨基丁酸，他的食欲就强，食欲强，腹部就容易堆积脂肪，腹部的脂肪如果堆积过度，此人的血脂和胆固醇就高。

既然这样，那就补充γ-氨基丁酸，这也就是女性用红曲减肥的原因。

据说，如果长期吃含有红曲的食品的话，就能降低胆固醇和血脂，再加上红曲还有能抑制人食欲的作用，自然不会让脂肪在腹部堆积，减肥也就成顺理成章的事情了。

因此，想减肥的爱美女士，当你看到餐桌上有含红曲的食物时，那就放心吃吧，即便是脂肪类食物，也不用太过担心。

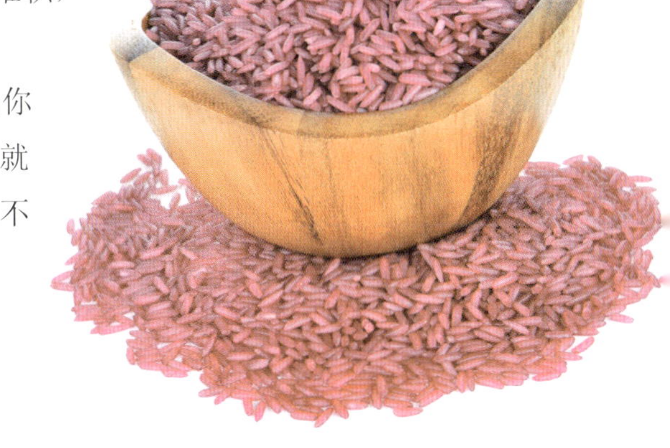

失眠、胃痛者减肥，喝凉水泡绿茶

谁泡茶会用凉水？肯定是疯了。

没错，通常情况下，泡茶都是用热水，即使不用滚烫的热水，也会用80摄氏度以上的热水。不用热水，茶里的东西怎么可能出来？

不过我们也知道，晚上不能喝茶，晚上喝茶会失眠。所以，其实用凉水泡茶，就是针对那些爱喝茶，却有失眠和胃病的减肥者的。

对于失眠和有胃病的减肥者，喝茶不宜用热水，原因就是，水的温度越高，茶叶里溶出的物质就越多。相反，水的温度越低，溶出的物质也就越少。

绿茶里的儿茶素有减肥功效，所以是减肥者的最爱。可绿茶中还含有茶碱和咖啡因等成分，一般人喝了没事，可对那些有失眠症和胃痛病的人来说，肯定会让病情加重。

怎么办？怎么才能两全呢？既让失眠、胃痛者喝到绿茶里的儿茶素，又让绿茶里的茶碱和咖啡因危害不了他们的身体？

用凉水泡吧！用凉水泡绿茶，溶出的茶碱和咖啡因有限，可儿茶素却不受凉水的影响，溶出的量不变，因而既避免了失眠和胃痛，又减了肥。

不过，用凉水泡茶也是有讲究的，茶叶不能在凉水里待的时间太长，超过两个小时，茶碱和咖啡因就是在再凉的水里，也是会溶出的，这样和热水泡绿茶也就没有区别了。

因此，有失眠症和胃痛病的减肥者，若想用绿茶减肥，那就试着用凉水泡茶吧，一定别有一番风味！

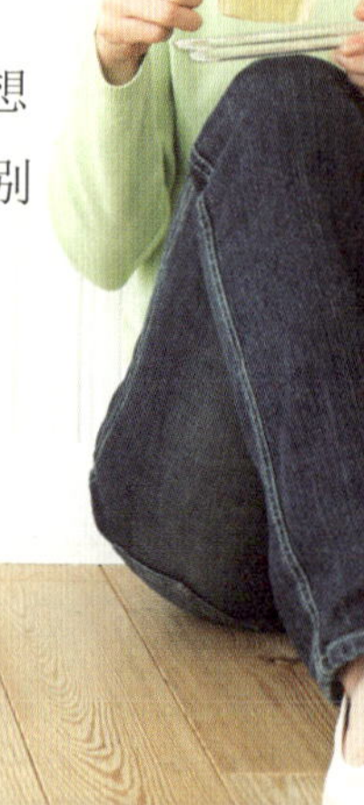

减肥者能吃“瘦肉精”——哮喘药吗

哮喘药有“瘦肉精”之称，如果不知真假，不如看看身边的哮喘病患者，你会惊奇地发现，他们大多都很瘦。

为什么呢？难道得了哮喘病，人就变瘦了吗？

其实不是的，既不是得了哮喘病会瘦，也不是瘦了才得哮喘病，而是他们在得了哮喘病后，吃了一种哮喘药，那药里含有扩张支气管的成分，这种成分能抑制食欲。

对于喜欢美国明星小甜甜布兰妮的影迷，一定会注意到2007年的一条美国新闻，那上面就是说她为了减掉身上的肥肉，吃支气管扩张剂，以便抑制食欲，达到减肥的目的。

那么，为什么支气管扩张剂就能抑制人的食欲呢？

原来，人的脂肪细胞有三种肾上腺素的β受体，其中，脂肪细胞外膜是β_1受体；皮下脂肪是β_2受体；内脏脂肪是β_3受体。当这三种受体受到刺激后，脂肪就开始分解。而在支气管扩张剂的成分里，就有能刺激β_2受体的成分。而在支气管扩张剂里那刺激到β_2受体的成分发生作用时，支气管的平滑肌就会放松，呼吸也就变得顺畅起来，这也就是为什么它能成为哮喘药的原因。

当然，因为它能刺激皮下脂肪的β_2受体，并刺激肾上腺素的分泌，肾上腺素分泌多了，人的饥饿感也就变弱了。

这便是布兰妮用支气管扩张剂后减肥的主要原因。

有医学研究显示，在琳琅满目的β刺激剂中，多巴酚丁胺（dobutamine）与β_1的结合力最强，而特普他林（terbutaline）刺激β_2受体的效果最好，还有异丙肾上腺素（isoproterenol），它能与各种β受体结合。

这下知道为什么患哮喘病，并吃哮喘药的人，差不多都是瘦子了吧。当然，哮喘药毕竟是药，虽然可以减肥，但也不能乱吃，是药都有三分毒，别为了减肥，而让自己患上了其他病。

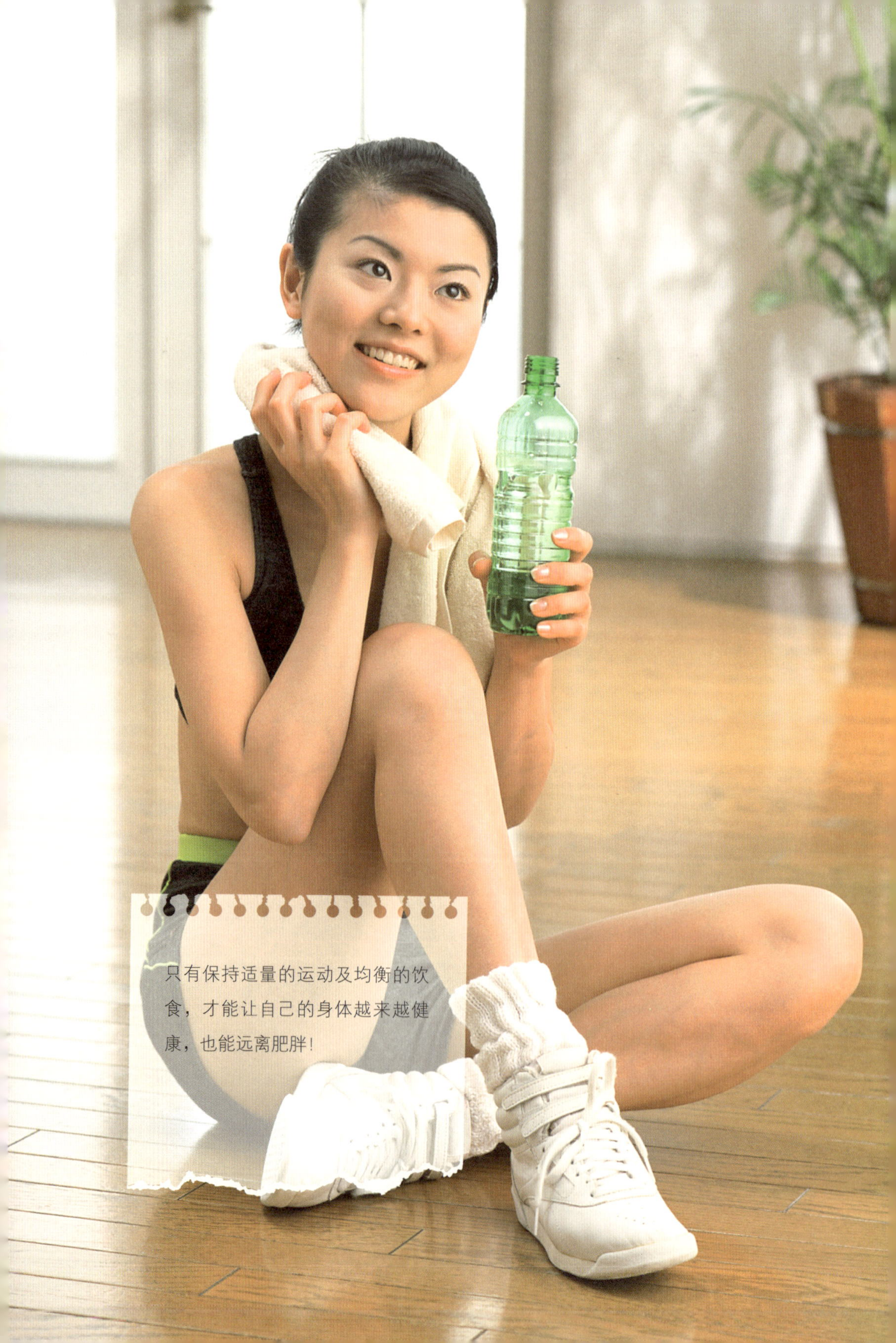
只有保持适量的运动及均衡的饮食，才能让自己的身体越来越健康，也能远离肥胖！

PLAN 02

运动制胜：一瘦一辈子的秘诀

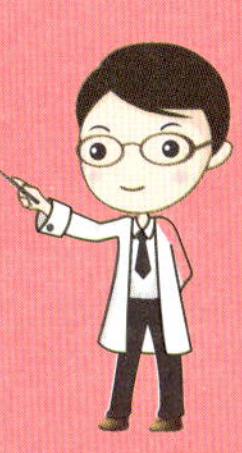

第一节

调动全身，甩掉浑身赘肉

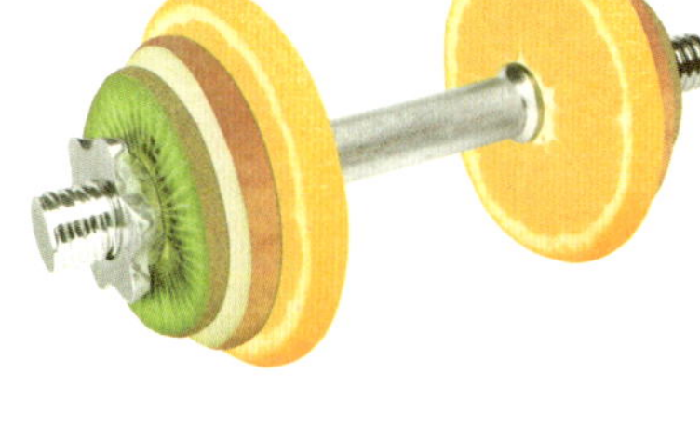

要减肥，做有氧运动

什么是有氧运动？有氧运动就是在氧气充分供应的情况下进行的体育锻炼。

为什么说减肥要做有氧运动呢？原来，在有氧动动中，必须用到红肌，且红肌有不知疲倦、充分燃烧脂肪的能力。

红肌这个名字的来历，就是运动时，脂肪和负责燃烧氧气的线粒体显示红色而得名。而红肌通常也只有在耐力性运动时才会用到，比如慢跑和健走。

和红肌不同，白肌负责无氧运动，它没有脂肪，肝糖却丰富。而且由于它容易疲劳，所以和耐力性运动无关，只和爆发力运动有关，比如跳远和举重等。

一个人身上红肌和白肌的比例，并不是一成不变的，是可以通过运动来改变的。所以如果想要红肌发达，身材匀称，就可以练慢跑、健

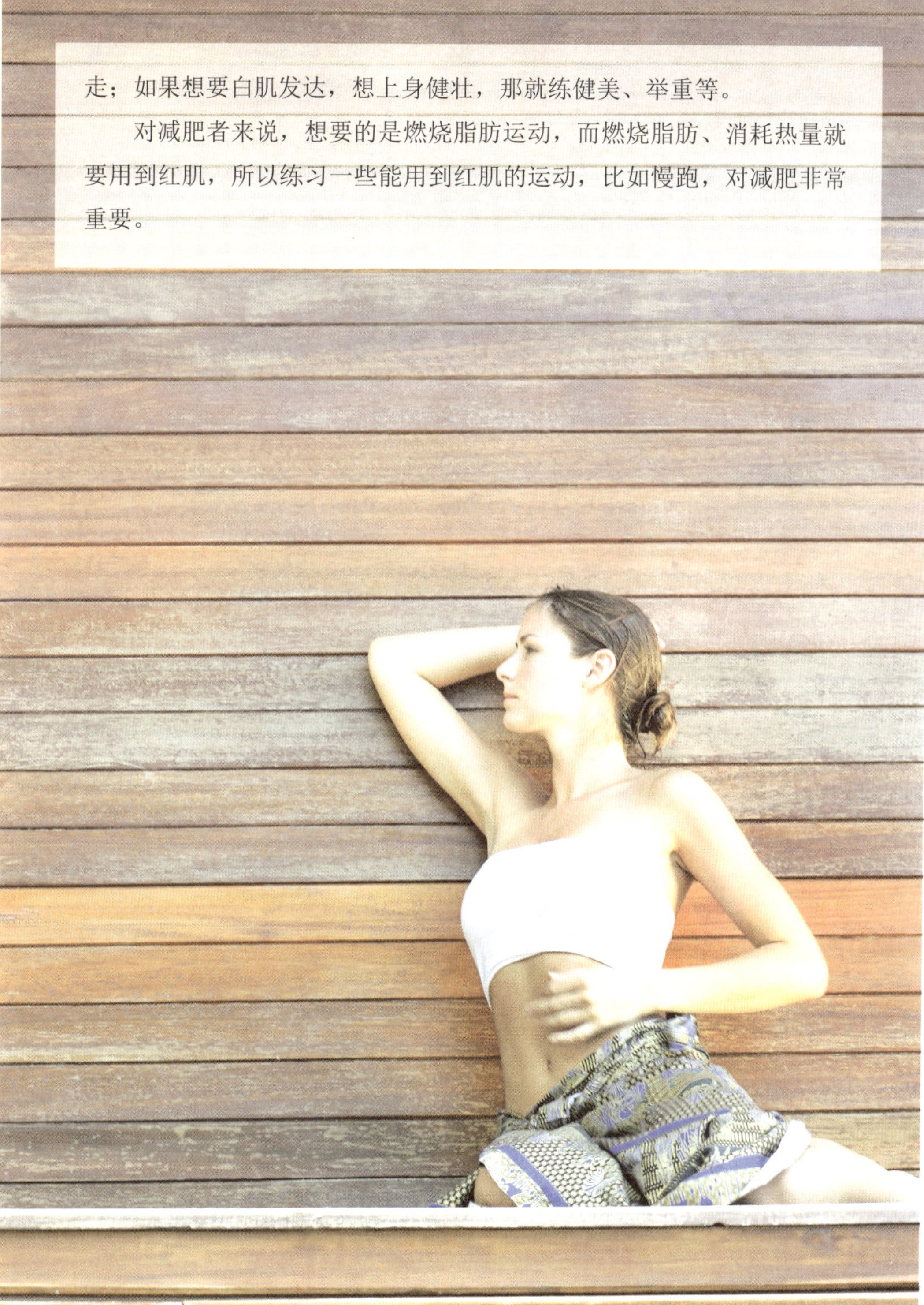

走；如果想要白肌发达，想上身健壮，那就练健美、举重等。

对减肥者来说，想要的是燃烧脂肪运动，而燃烧脂肪、消耗热量就要用到红肌，所以练习一些能用到红肌的运动，比如慢跑，对减肥非常重要。

短于1分钟的运动不要做

有氧运动我们前面说了，也知道了健走和慢跑属于典型的有氧运动。不过，有氧运动虽然能燃烧脂肪，可若想要拥有苗条的身材，最好还是能将有氧运动和无氧运动结合起来。

为什么要拥有苗条的身材，必须将有氧运动和无氧运动结合起来呢？

打个比方，有人曾形象地将我们的身体比喻成核电厂，如果真是这样，那么，我们身体上的线粒体就是能发电的发电机，发电机能将电力送到千家万户，而线粒体则可以把日常生活中人体所需的能量传送到我们全身的每个细胞中。

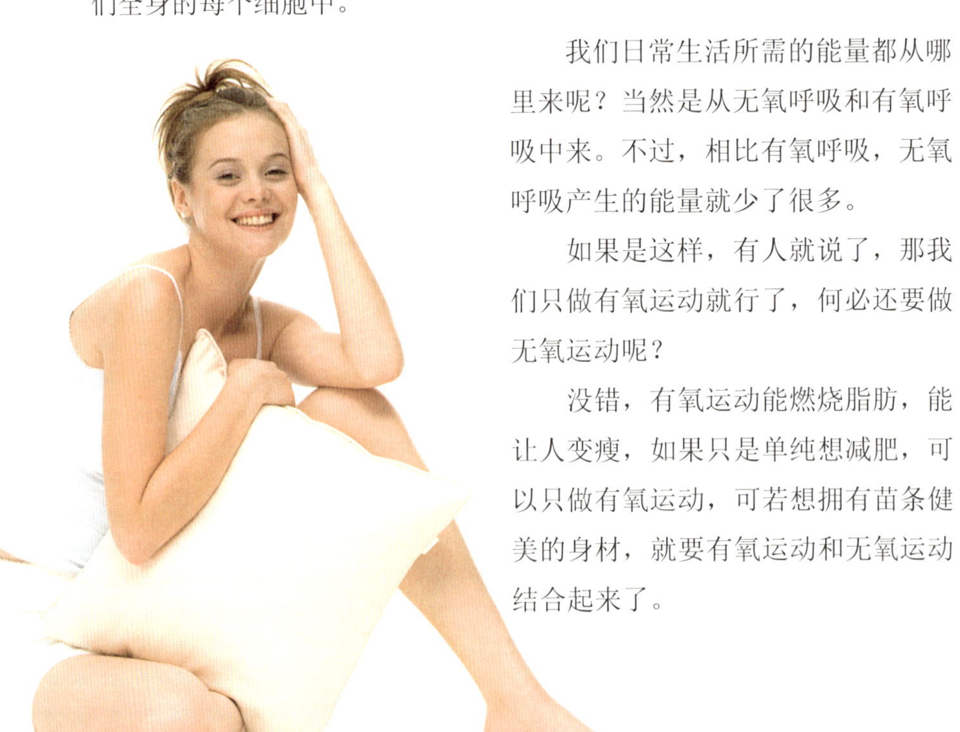

我们日常生活所需的能量都从哪里来呢？当然是从无氧呼吸和有氧呼吸中来。不过，相比有氧呼吸，无氧呼吸产生的能量就少了很多。

如果是这样，有人就说了，那我们只做有氧运动就行了，何必还要做无氧运动呢？

没错，有氧运动能燃烧脂肪，能让人变瘦，如果只是单纯想减肥，可以只做有氧运动，可若想拥有苗条健美的身材，就要有氧运动和无氧运动结合起来了。

因为做一些运动量很大的运动，也就是无氧运动，比如举重、百米赛跑、跳高等时，我们会因为受到了无氧呼吸的阻力运动（resistance exercise）而气喘吁吁。别小看累得气喘吁吁的过程，其实是身体在靠白肌的无氧代谢刺激肌肉生长，让白肌变得粗大。比如那些健美先生和健美女士，他们身上那大块大块的肌肉，便是做无氧运动形成的。

所以，如果想让自己的身材既苗条又紧致，那就必须把有氧运动和无氧运动结合起来，也就是说，既不能运动量太大，也不能运动量太小，这样就既不会练出大块头的肌肉，又能练出完美曲线了。

有人要问了，那什么运动才是有氧运动和无氧运动完美结合的运动呢？其实有很多，我们随处可见，比如女性喜欢练的健身操，又如老年人练的太极拳、年轻人跳的街舞等，甚至于大妈们跳的广场舞都算。

这么说吧，若想要好身材，就不要做短于1分钟的运动；若想练肌肉，做激烈性运动；若想苗条，做耐力性运动；若想练美丽而紧致的身材，那就做运动量既不大也不小的有氧运动和无氧运动相结合的运动！

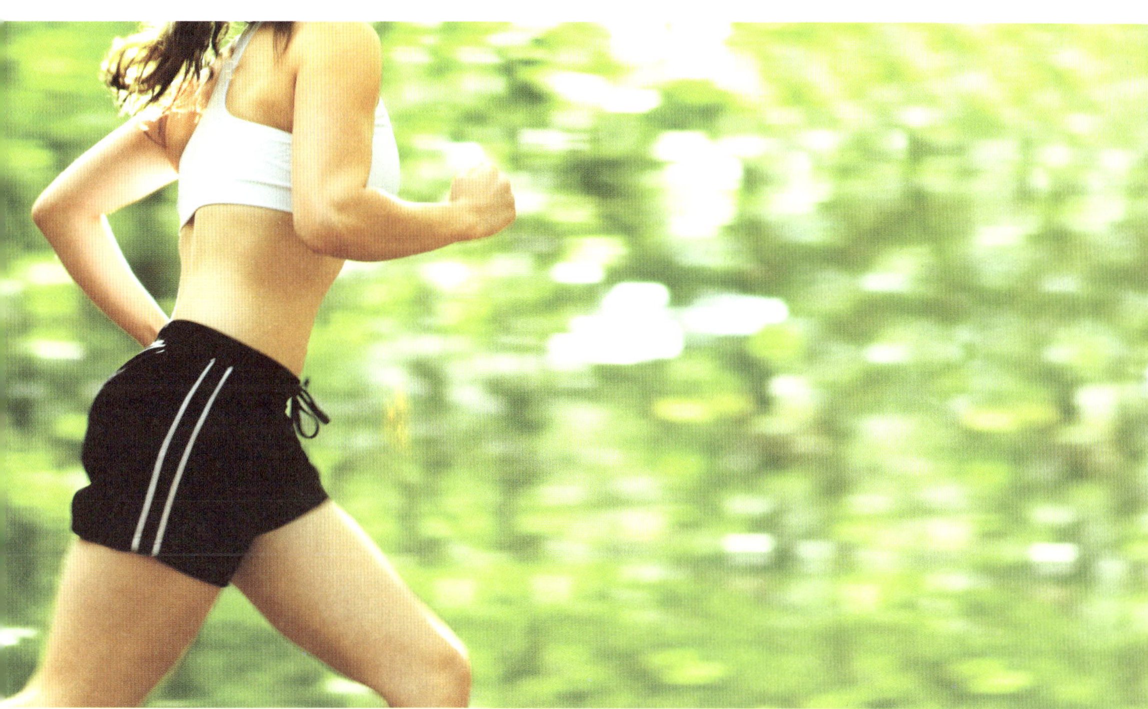

运动超过30分钟才能有效燃烧脂肪

前面说了，有氧运动和无氧运动相结合，能练出完美身材。对很多减肥者来说，先把肥肉减下去才是最急待解决的事。

那么，用有氧运动减肥吧！

用有氧运动减肥，需要给足运动时间，因为只有让肌肉得到充足的氧气，才能代谢到一定量的葡萄糖，这葡萄糖是从原本贮存在肝脏和肌肉中的肝醣分解而来的，葡萄糖用完了，人体才会开始燃烧脂肪。如果运动时间不够，肌肉收缩阻力达不到，消耗ATP的速度变慢，是达不到减肥目的的。

为什么这么说呢？因为1分子葡萄糖产生的ATP分子只有36～38个，为了能制造出更多的ATP，就需要更多的脂肪酸来分解，以便分解出乙烯辅酶A，然后在线粒体内进行柠檬酸循环。

为了能让这个过程顺利进行，必须让有氧运动保持足够长的时间。这也就是有氧运动为什么会被称为耐力性运动的原因。

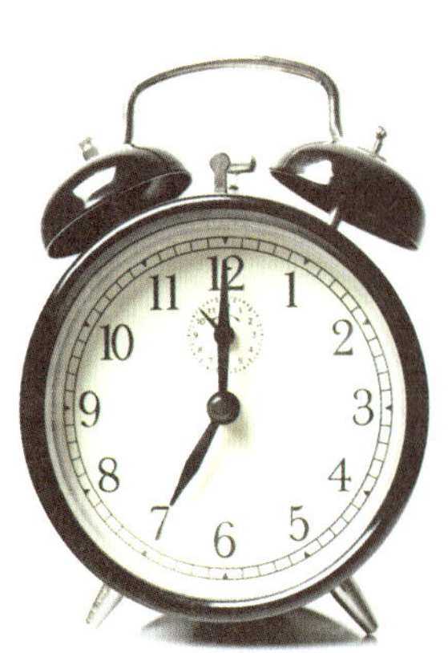

也正是因为这个过程的漫长，才让我们测算出，运动到30分钟时，只能从肝糖里得到能量，而真正能让脂肪开始燃烧，必须运动到30分钟后。而脂肪燃烧最显著是在运动一个小时后。

因此，想要减肥，每次运动必须超过30分钟，不然起不到燃烧脂肪的作用。

虽说如此，只要增加运动量，对于减肥还是多少有些帮助的。

冷水运动能减肥

科学研究表明，一个70公斤重的成年人，一小时的基础代谢为65～70千卡热量，而这代谢的65～70千卡热量主要用于维持心脏、大脑、肾脏和肝脏的正常运行。

比如说，一个人如果一整天都躺着，他的基础代谢量是1650千卡热量；一个人一整天只坐着的话，因为身体部分肌肉在运动，他便能在一天躺着不动的基础代谢量上再多消耗200千卡热量。也就是说，一个人一整天的热量消耗，是和他的运动量息息相关的。

而人处于低温中时，甲状腺素通常因受到冷的刺激而分泌，分泌出的甲状腺素除了能提高新陈代谢外，还能促进肌肉消耗热量，这也就是甲状腺素多的人，不怎么怕冷的原因。

生活中我们常见的一些瘦子，很多都是甲状腺素分泌多的人，天生的甲状腺素多的人就是天生的瘦子，也就是俗称的“瘦体质”。

胖子们是不是很羡慕“瘦体质”？不用羡慕，瘦体质也是可以后天培养的。

比如说，如果我们用冷来刺激，也就是洗冷水澡。人体在受到冷水的刺激后，甲状腺素就会分泌。而甲状腺素的作用，通常比肾上腺素维持的还久，在提高新陈代谢，促进热量消耗两种作用上，差不多能维持两三个星期，最长的甚至是一个月。因此，只要坚持每星期洗一到两次冷水澡就行了。

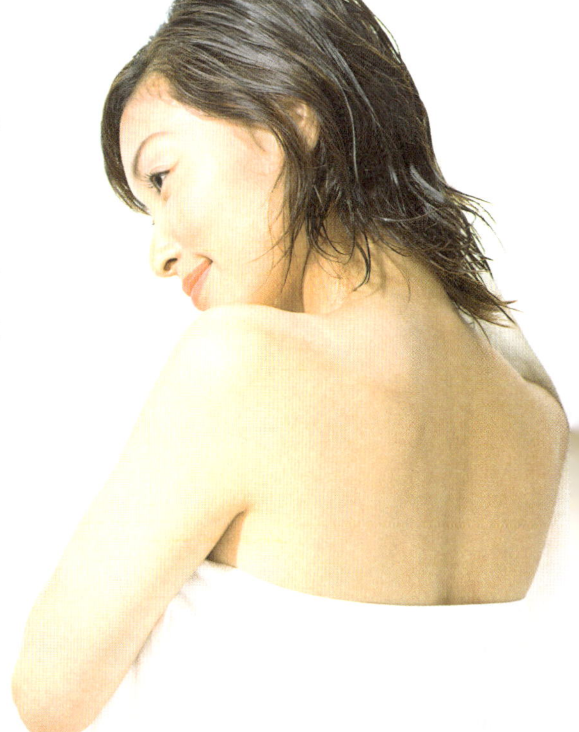

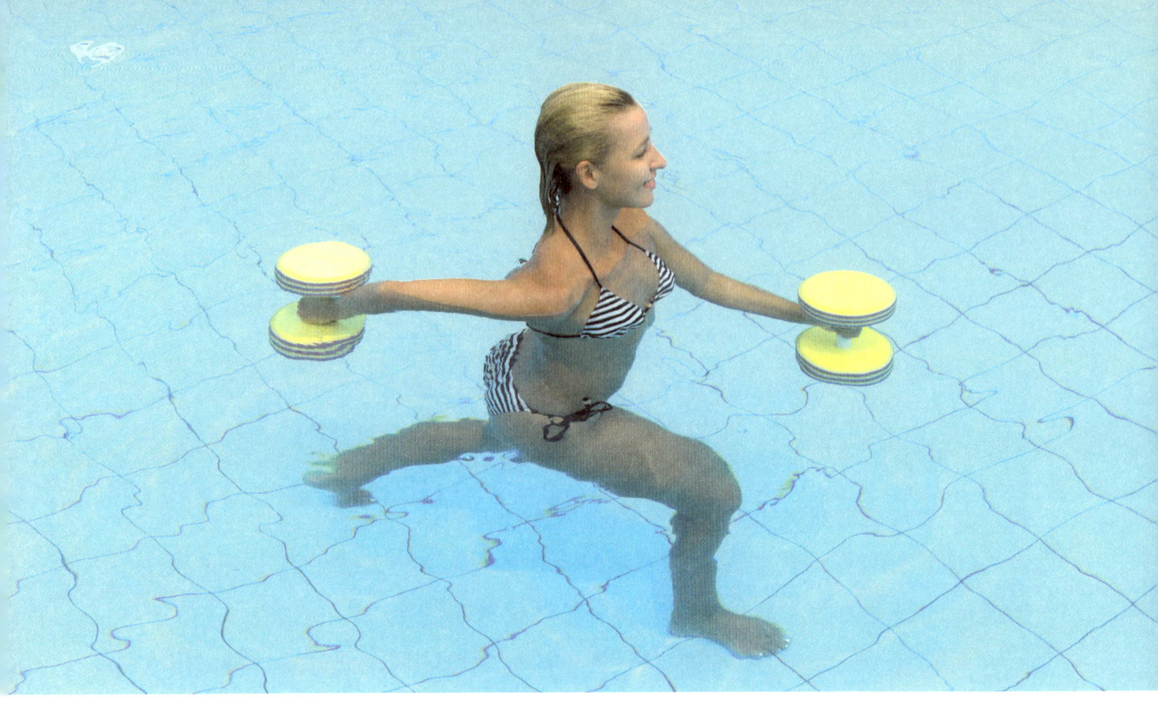

变成“瘦体质”也不难吧！

总之，想减肥，又不愿意有很大的运动量，不妨去洗洗冷水澡，抑或在冷水池里游会儿泳。

冷水澡对减肥的作用太多了，既能使人肌肉收缩加剧，也能提高基础代谢量，甚至只是在冷水池里走动走动，也会起到减肥的作用，何乐而不为呢？

当然，实在怕冷，可以用手接一些冷水，先泼在身上，等身体慢慢适应后，再下到冷水池里。

不过，在冷水池里游泳、洗冷水澡，并不是任何人都适用，一些有高血压、心脏病或心肌梗死病史者则不适用于此法减肥。

这么看来，抛去那些有心脑血管疾病者，洗冷水澡、在冷水池里活动，想必是那些既想减肥，又懒的人的福音吧！

慢跑和散步，减肥好帮手

很多减肥者，一听到跑步，便会龇牙咧嘴，很痛苦。其实，减肥运动有很多，未必就一定要跑步，还要长跑。

根据一些运动医学研究，慢跑和散步，与快跑之间，只要累积所消耗的热量一样，对减肥和健康来说，都有同等效力。

比如说，我们每散步1个小时，所能消耗的热量大概是在132千卡，这个热量，相当于我们快走35分钟抑或慢跑22分钟所消耗的热量。也就是说，想去散步的，就去散步吧，因为你1个小时的散步，和别人35分钟的快走，以及另一些人22分钟的慢跑，在减肥和锻炼身体上，效果是一样的。

如今，空气不好，雾霾很多，对出门跑步、散步都有影响，怎么办呢？也没关系，我们可以在家里多站站，多走走，同样能起到这样的效果。据有关方面测试，散步1个小时、快走35分钟、慢跑22分钟消耗的热量，甚至还不如站立3个小时消耗的热量。

怎么样？没有借口找了吧，也不用找任何借口，因为运动减肥的方式还有很多，总能找到一种适合你的。

如果你还要说，散步1个小时、慢跑20多分钟，那时间太长了，我哪有那时间啊？也没关系，一次散步1个小时，抑或慢跑20多分钟，你说没时间，时间太长，那你可以每次散步20或30分钟，三次不就有了1个小时吗？每次如果慢跑10多分钟，两次不就有了20多分钟吗？运动量是可以相加的，同样能起到作用。

知道了吧！运动和分期付款有相似之处，对于热量的消耗，是可以几次相加的。

让心情紧张的运动对减肥好

前面我们说了，运动减肥，运动时间不能少于30分钟，少于30分钟，脂肪得不到燃烧，达不到减肥效果。

这个要求，看似简单，可很多减肥者都没有耐心运动到脂肪燃烧，减肥当然也不可能成功。

怎么办呢？有没有什么办法，让有氧运动不够30分钟，还能燃烧脂肪呢？

当然有。

我们知道，根据生物学原理，要想一运动，脂肪就燃烧，必须借助于一样东西，什么东西呢？肾上腺素。因为燃烧脂肪，靠的就是肾上腺素促使脂肪快速分解，以便释放出脂肪酸。所以如果我们有办法让肾上腺素分泌，尽快燃烧脂肪的目的也就达到了。

可怎么做才能让肾上腺素尽快分泌呢？是紧张！如果我们做一种能让心情紧张的运动，肾上腺素就能尽快分泌，即使我们运动时间没有达到30分钟，也可以减肥。

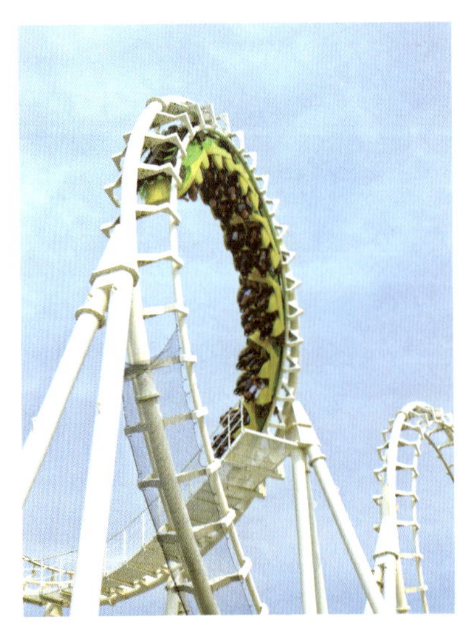

可什么样的运动能让我们心情紧张呢？我们应该都有体会，比赛类的运动、想赢的心态，都可以让我们心情紧张。也就是说，运动时，给自己找个对手。除此之外，还有就是刚刚开始一种新运动时，因不熟悉会紧张，也能达到减肥效果。

现在明白了吗？要么做比赛类的运动，要么开始一项新运动，给自己人为地制造紧张情绪，能让肾上腺素快速分泌，达到燃烧脂肪的目的。

老年人运动，太极拳最合适

减肥不是年轻人的专利，如今越来越多的老年人也加入到了减肥的行列。老年人减肥和年轻人减肥的主要目的不一样，年轻人减肥纯粹是为了美，为了有个好身材，而老年人则是为了身体健康。

就是说，肥胖引起的诸多健康问题，让老年人不得不减肥。

那么，在运动减肥中，哪种运动最适合老年人呢？无疑是太极拳了。

太极拳虽然动作缓慢，但它是全身性的运动。太极拳既包含有氧运动，也包含无氧运动。一套太极套打下来，大概也会用上30分钟，而在打太极拳的过程中，由于肌肉的发力和运动，可以使运动肌纤维生长，帮助老年人缓解因衰老而引起的肌肉萎缩，并使其拥有紧实的肌肉。

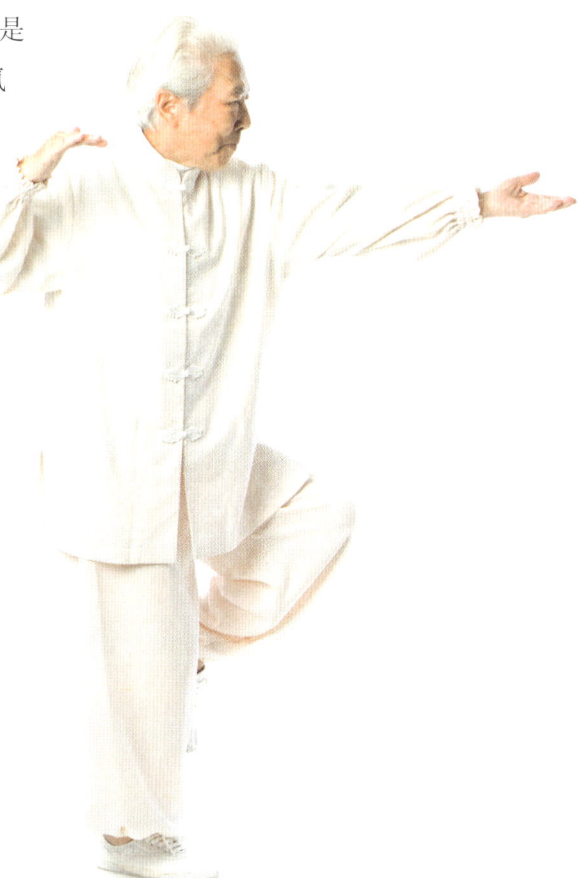

同时，太极拳运动不属于激烈运动，不仅对老年人不会造成伤害，还能对降低血压有帮助，更是一项有利于心肺功能的有氧运动。

难怪有人要说，太极拳是老年人最好的养生运动了。

呼啦圈减肥，越容易掉越好

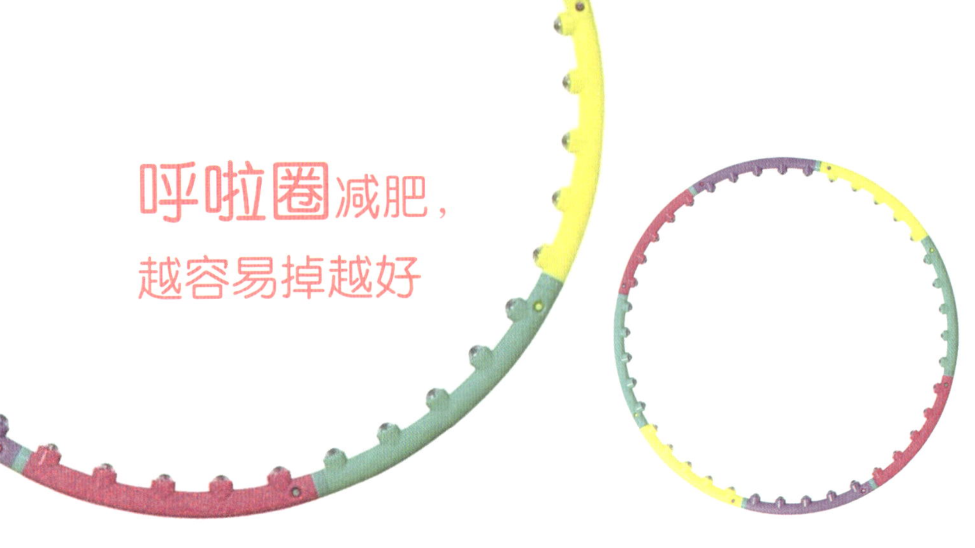

摇呼啦圈能减肥，很多人都是这样认为的。因为摇呼啦圈是全身性运动，而且摇呼啦圈时，腰部会发热，不是腰部的脂肪在燃烧是什么？因此很多人觉得，摇呼啦圈不仅能减肥，而且还能瘦腰。

真是这样吗？

其实，据一些专业医师研究，摇呼啦圈可能会经由局部的压迫让腰部脂肪细胞缩小，却无法让腰部脂肪燃烧，因为摇呼啦圈是有氧运动，有氧运动对训练局部肌肉有好处，时间够久当然也会燃烧脂肪，但是不一定会燃烧腰部的脂肪，如果你腰部堆积的是顽固脂肪，即便你呼啦圈摇得再久也无法有效地燃烧它们。

更有研究者发现，摇呼啦圈还能导致肌肉疲劳，容易引起肌肉拉伤，对身体造成损害。

听了这些，一些摇呼啦圈减肥的爱好者，是不是很失望？其实也不用失望，虽然据最新研究发现，摇呼啦圈能消耗的热量实在有限。60公斤的成年人，即使摇了1个小时的呼啦圈，消耗的热量也不过才138千卡。这138千卡热量，也只相当于一块小蛋糕的热量。

不过，如果在摇动的过程中，让呼啦圈不停地往下掉，这倒会在我们不断低头捡呼啦圈的过程中，起到燃烧脂肪、消耗热量的作用。

所以说，想用摇呼啦圈减肥，还是不要技术太好了，让它多掉掉，自己弯腰多捡捡，也是会让减肥得以实现的。

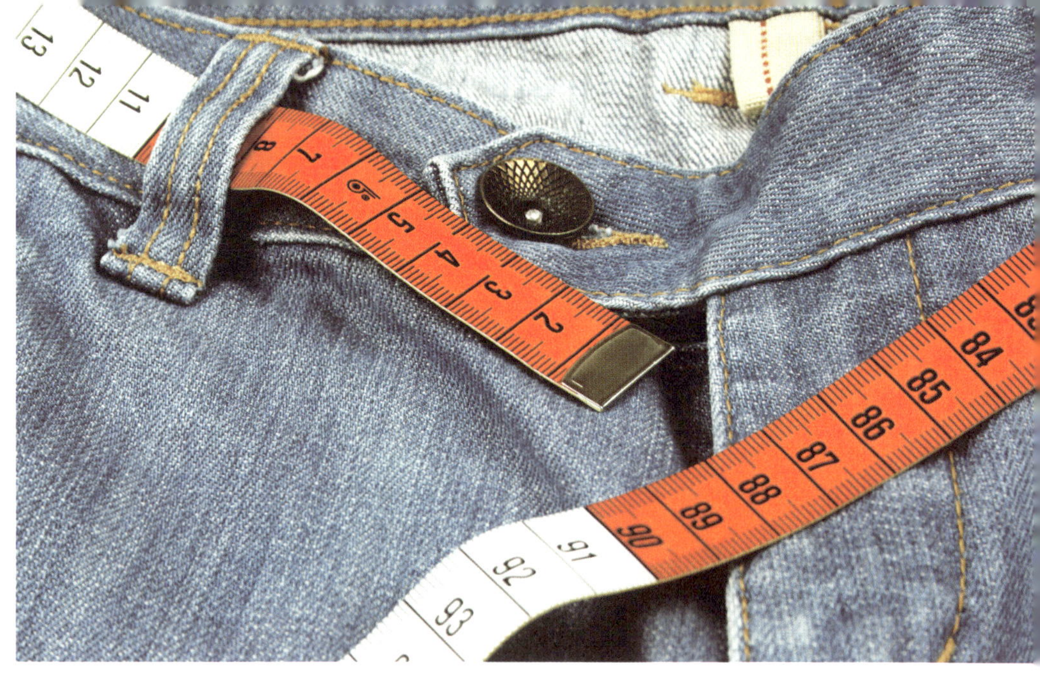

瘦腰不仅关乎美，还关乎健康

通常体重过重，身体太过肥胖的人都容易得各种病，不过，体重正常的人也不用得意，因为你们未必会比体重过重的人健康。

比如，我们经常会看到一些人，他们体重一般，上身和下身都不肥胖，只有中间部位肥胖（腰间脂肪过多），这样的人医学上又称苹果形身材者，很多时候，他们甚至比肥胖者的病还多，比肥胖者的死亡率还高。

为什么会这样呢？科学研究给出了答案：身体质量指数（BMI值），并不能完全和健康状况挂钩。

其实是因为我们努力追求美，追求拥有一个好身材，也正是因为如此，才有了越来越多的人加入到减肥行列。不过，对更多人来说，健康是比身材、体重更重要的。因此，对减肥者来说，不仅仅是看其体重有没有超标，还要看身体的其他部位是不是正常。特别是腰部，一个腰部很粗、腹部很大的人，即使他体重不重，也是需要减肥的，具体来说，应该减去腰部的多余脂肪，只有这样，他的身体才有可能保持到一个健康的状态。

所以，这种腰部的减肥，又被称为瘦腰。

这里教大家一种自测方法，这种自测方法就可以提醒我们，是不是该瘦腰了。这种自测方法叫：掐指试验。

对于这种自测方法，中西方各有一套标准。西方人通常是以拇指和食指抓起腰腹的脂肪，然后看两指之间的距离，如果小于4厘米，那么说明腰部油脂是集中在内脏里的，那就要减腰了，或者说腰部脂肪对健康已经产生威胁了，必须注意了；而如果两指之间的距离大于4厘米，则说明腰部脂肪是堆积在皮下的，暂时对身体健康没有威胁，可减可不减（为了美就减）。

因为脂肪如果堆积在内脏里，肯定比堆积在皮下对身体的危害要大。

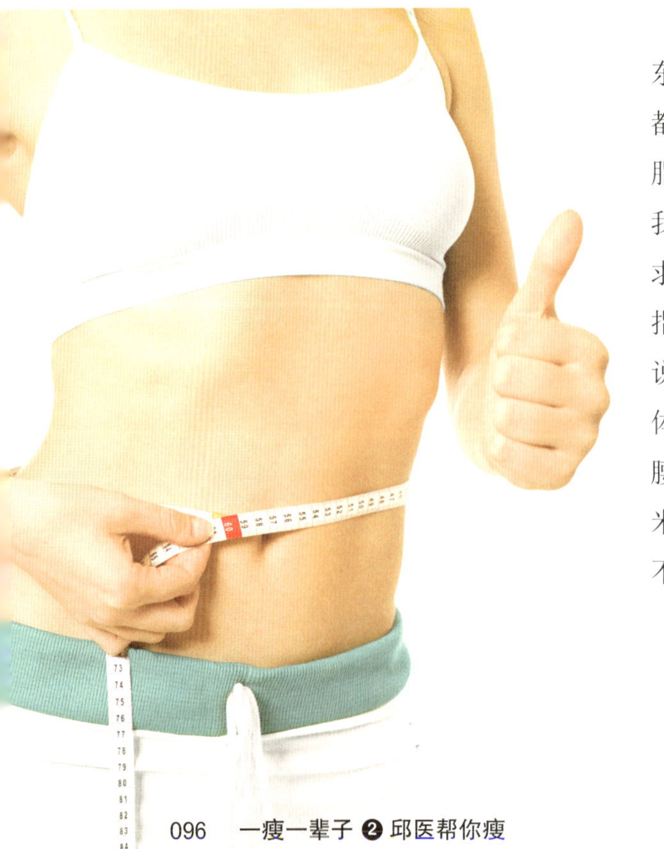

相比西方人的测算，我们东方人就更严格了，方法一样，都是用拇指和食指抓起腰腹部的脂肪，看两指间的距离。不过，我们东方人对两指间的距离要求是3厘米。也就是说，如果两指间的距离小于3厘米，那么就说明脂肪堆积在内脏里，对身体健康有威胁，赶快想办法瘦腰，如果两指间的距离大于3厘米，说明脂肪堆积在皮下，减不减，随你。

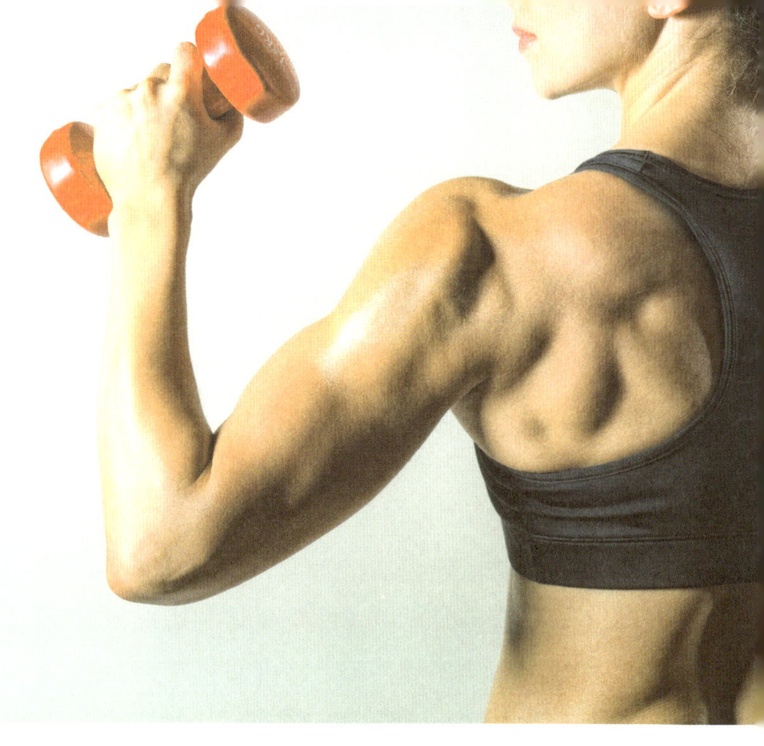

增加肌肉量，让自己瘦起来

肌肉量也影响一个人是否减肥成功，没想到吧！

通常情况下，肌肉量多的人，也就是那些肌肉结实的人，是比那些肌肉量小的人瘦，而且前者不仅瘦，也不怕冷。

因为肌肉量多的人，比那些肌肉量小的人更容易消耗热量。

肌肉量的多少由运动决定，我们从周边人就能看出，那些喜欢运动，有运动习惯的人，通常肌肉量都比那些不爱运动、不经常运动的人多。

不过，肌肉消耗热量，并不是只在运动时才会有，只要有肌肉存在，它就会不间断地将身体的能量进行消耗，因此，如果想减肥，不妨也多练出一些肌肉来。

当然，练肌肉也要科学地练，有选择地练，不要凭一时的兴趣，拼命地练肌肉，结果又没兴趣了。

一旦练出肌肉后若不坚持运动，肌肉就会萎缩，肌肉一萎缩，自然也就起不到消耗热量、减肥的作用了。因此，养成运动的习惯，这样随着肌肉量的增加，才能让基础代谢得到提升，进而让身体的热量慢慢消耗，变瘦也就势在必得了。

因此，所有的减肥方法中，用挨饿来减轻体重是最不明智的选择，因为虽然它有可能让我们的体重在短时间内减轻，但肌肉却会出现萎缩，肌肉量的减少，致使没有肌肉来燃烧身体热量，再加上基础代谢也在下降，就会导致吃进去的热量，最后全都被变成了脂肪贮存下来。

所以，即便用挨饿的方式减肥成功了，也很可能会反弹，甚至反弹后，比以前没减肥时还胖。

那么，怎样做才能避免这种情况的出现呢？适当运动吧，这样可以增加身体的肌肉量，同时还能持续保持一种运动状态。

当然，运动的方式还有很多，不一定非要练长跑，即便是多站站，多走走，也是一种运动。

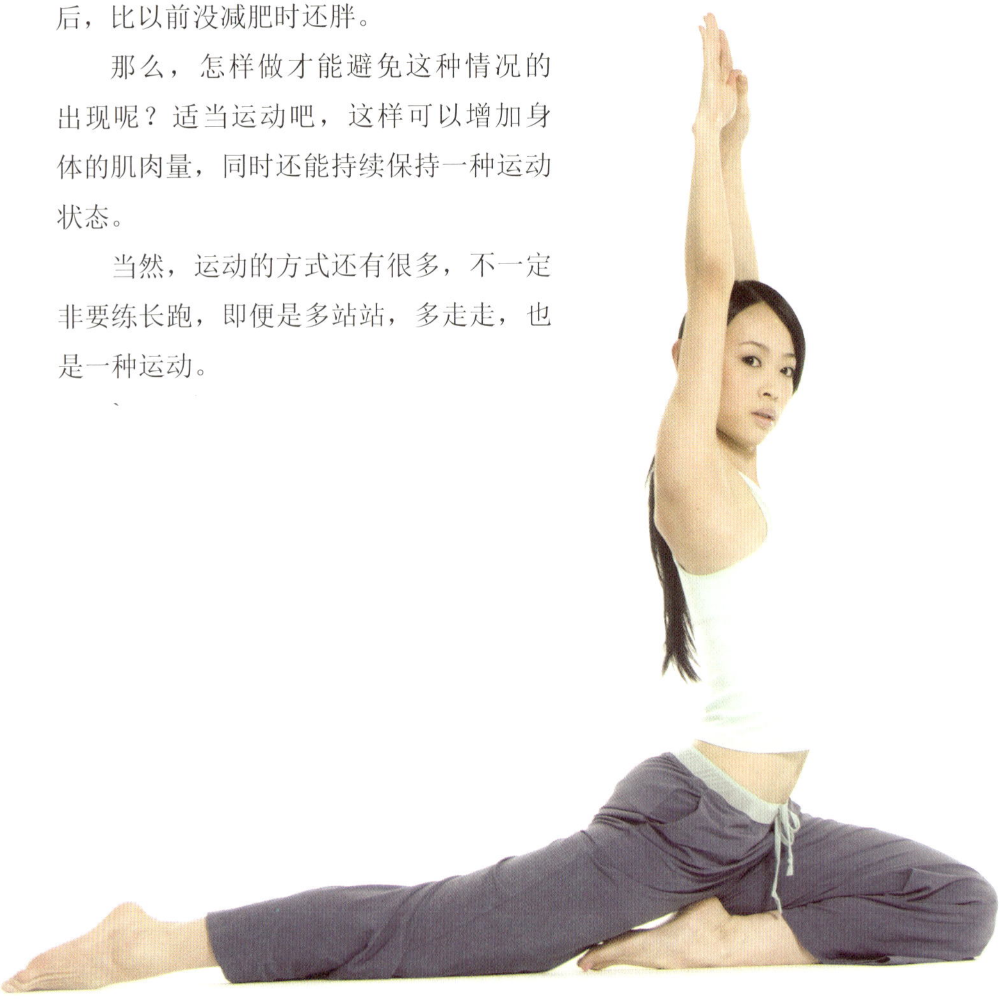

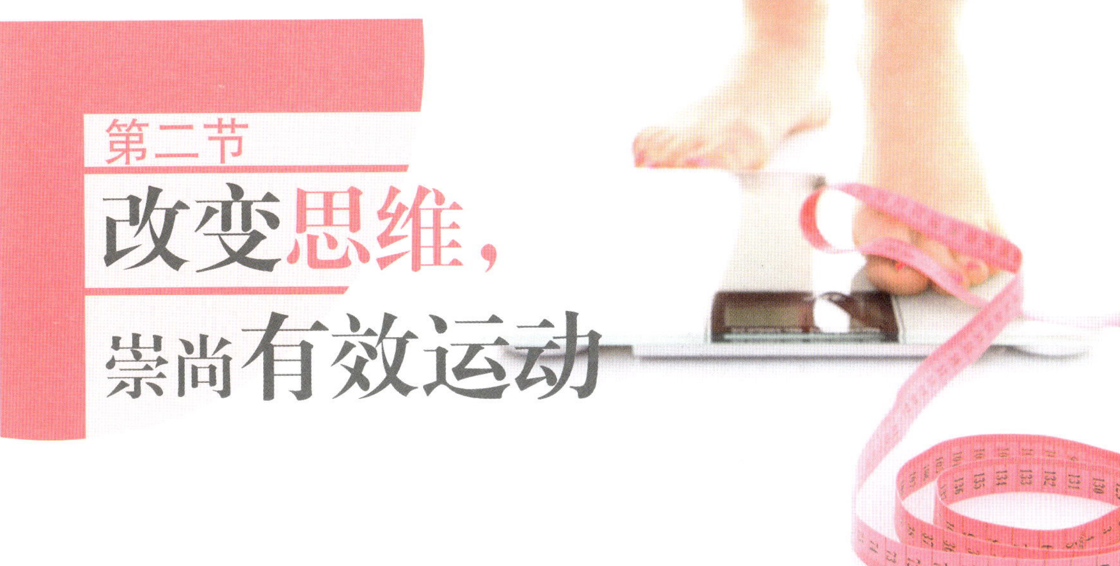

第二节 改变思维，崇尚有效运动

制订运动计划，减肥最持久

运动能减肥，毋庸置疑。不过，运动减肥需要坚持，半途而废，同样起不到减肥效果。而即使坚持下去了，如果不讲究方式方法，虽然减下去了，可不久后，还是会反弹的。那么，要怎么运动，才能既让减肥者不至于半途而废，又能长久保持健美苗条的身材呢？

不妨做到以下几点：

第一，量力而为。也就是说，不要运动过度，适度的运动不仅能增强人的心肺功能，还能起到减肥作用，更不会因超出能力外而坚持不下去。

那运动到什么程度，才算是适度呢？“有点儿喘，可说话，胸口不痛”就行了。有些人非要让自己的心跳达到每分钟130下，似乎只有这样才能达到减肥效果，其实并非如此。

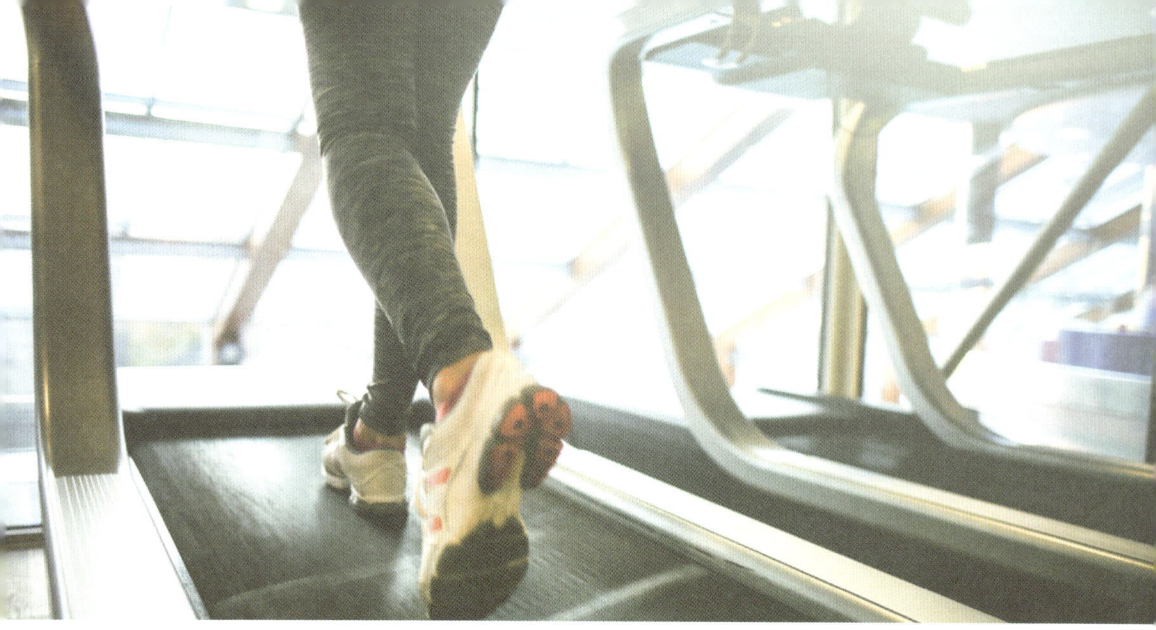

第二，运动量要循序渐进。特别是一些肥胖者，抑或心血管疾病患者，一旦运动过量，不仅会伤害身体，而且还可能引发生命危险。

因此，当我们决定运动减肥时，一定要给自己制订个计划，分阶段进行运动减肥。比如，第一阶段为初始期，运动量轻点；一个月后为第二阶段，是改善期，可稍稍提升一下运动量；再一个月为维持期，可以在第二阶段的基础上，再提高一下运动量。

之后，便可以按照第三阶段，维持期的运动量来运动了。

第三，一定要坚持下去。既然决定了就要持之以恒，不要半途而废。比如可以每周至少三天做运动，每次运动时间至少30分钟等。

当然，特别要注意的是，每次运动前，别忘了先做热身运动。

总之，如果遵照以上的方法来运动，一定会拥有健美苗条的身材，且不容易反弹。

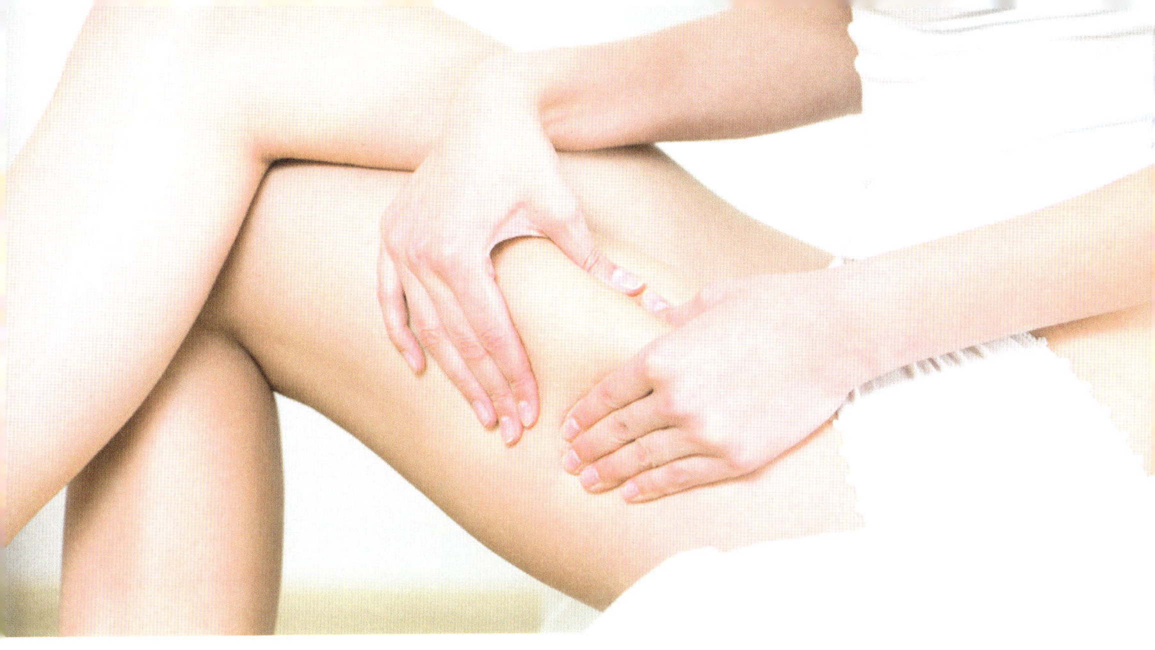

别让小脂肪滴变成大脂肪滴

肥胖是体内脂肪，特别是脂肪滴（甘油三酯）聚集过多而造成的。而脂肪滴过多又是因为我们在日常进餐时，摄取了过多的热量，抑或我们的身体在机体代谢时发生了一些改变，因而让体内脂肪堆积过多造成的。

脂肪滴过多造成肥胖，肥胖又让小脂肪滴变成了大脂肪滴，这种恶性循环让我们的体重越来越重，并引发各种病症。

那么，这令人生厌的脂肪滴又是什么样的，怎么来的呢？

原来，我们身体里一旦有了过多的热量，便会以脂肪滴的形式贮存在脂肪细胞的小脂肪滴内。而当那脂肪滴贮存得越来越多时，小脂肪滴便会聚在一起，形成大脂肪滴。

这也和小水珠越来越多，最后与大水珠连成一片，形成更大水珠是相同道理。

据一些科学研究发现，小脂肪滴的外膜和大脂肪滴的外膜并不一样，甚至连构造都有差别。小脂肪滴的外膜非常薄，所以很容易破裂，也容易让脂肪从脂肪滴里流出，可大脂肪滴就不一样了，它的外膜非常厚，不容易破裂。

可小脂肪滴为什么容易分解，而大脂肪滴就不容易分解了呢？原来，小脂肪滴的家在脂肪细胞里。脂肪细胞有一个个单独的小房间，专门用于放置小脂肪滴，以便让脂肪酸随意进出小脂肪滴，供应身体所需的能量。

一旦脂肪细胞里贮存的脂肪太多的时候，脂肪细胞里的单独小空间便会被撑满，进而撑开（打个比方就是，原来是一个人一个单间，结果人太多了，把隔层撞破了，于是变成大通铺）。当那一粒粒的小脂肪滴紧密地挨在一起时，小脂肪滴就变成了大脂肪滴，那原本容易被分解的外膜层，也由亲脂素变成了阻挡脂解酶作用的包脂素A。由于包脂素A阻挡了脂解酶，因此，大脂肪滴也便越来越不容易被分解了。

不过，并非完全没有办法来分解大脂肪滴，比如我们可以促使身体用掉这些脂肪滴，然后再促进肾上腺素的分泌，最后慢慢地、慢慢地让大脂肪滴的外膜被分解。

其实，我们上面所说的大脂肪滴被分解的过程，就是我们减肥的过程。

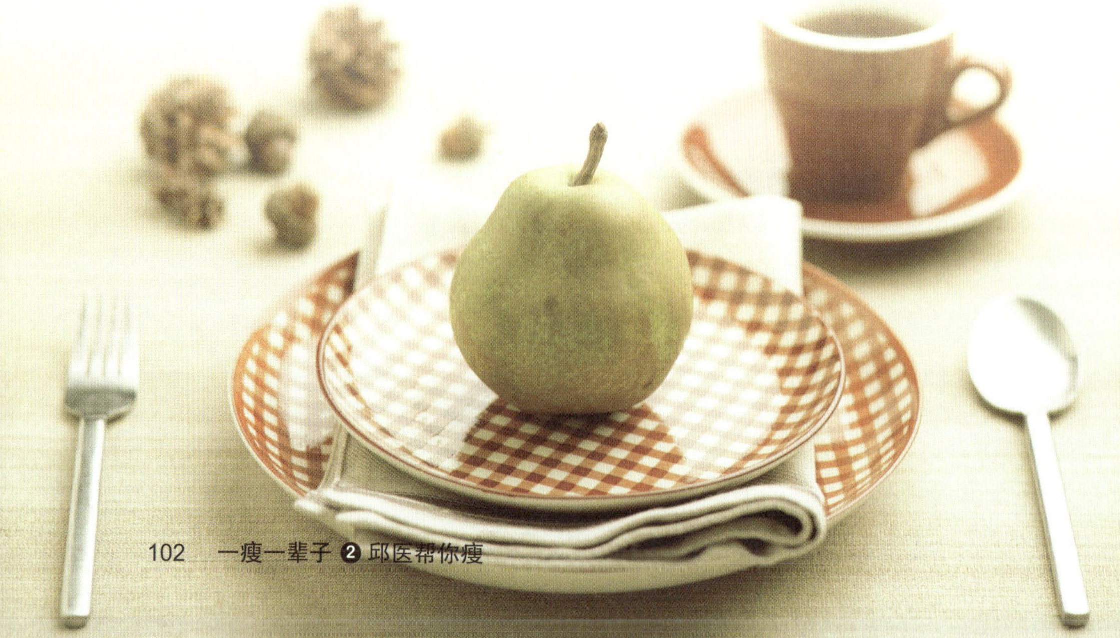

想瘦小腿，避免这些运动

运动能减肥、能瘦身是不错，可对很多爱美女性来说，身体的某些部位还是不要运动的好，不然长出大块肌肉可就不好看了，特别是小腿。

双腿对女性来说，也是非常重要的，谁不想要一双修长的腿呢？

想想看，如果一位非常美丽的女士却长着粗壮的双腿，一定会对她的美减分的。所以女性在做减肥运动时，一定要了解肌肉的生理特性，这样不仅可以避免将自己练成大象腿，也能让自己原本的大象腿变得纤细修长。

怎么练呢？先来了解一些肌肉吧！

肌细胞和肌纤维构成了肌肉，而肌细胞又有个特性，那就是如果不运动，也就是不伸展或收缩的话，它就会慢慢变得萎缩，这在前面也有提到过。

对于这一点，科学家曾做了一个试验，他们将没有固定和拉扯的肌细胞放在培养皿里，经过一段时间后发现，肌细胞的纤维慢慢变小了。

由此可见，如果我们让小腿保持不动，脚跟悬起，过上一段时间，是可以达到让小腿肌变得瘦小的目的的。

这一点，我们从一些小腿发生骨折后，用石膏固定的人的双腿变化上就能看出来，几个月后，那条曾骨折过，且用石膏固定过的小腿，比另一条没有骨折过的小腿细了一些。

所以，如果想练小腿肌，可以不停地做让脚跟离地的运动，而如果嫌自己的小腿太粗壮，则要尽可能地避免让小腿肌做收缩或伸展运动。

当然，若想要匀称、修长的双腿，还是要做一些非比赛性的游泳运动的，或者穿一条可以塑腿的裤袜。

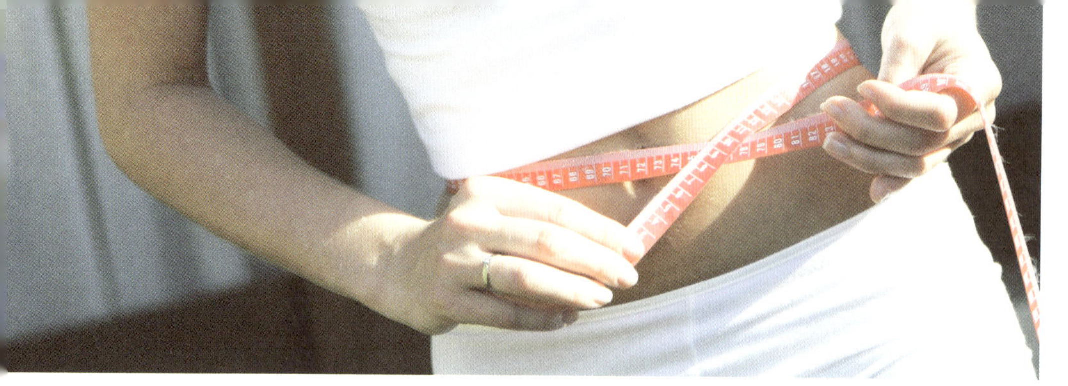

肌细胞流失，减肥后又反弹

节食可以减肥，道理我们都知道，也确实有效。不过，只用节食来减肥，而不做一些其他辅助减肥运动的话，很可能会造成身体内的脂肪少了，可肌肉细胞也少了。这就好比一个人通过节食减肥，瘦了20斤，不料最后发生反弹，又回到了原来的体重（这还是好的，通常反弹后，体重会比原来的还重）。

此时，若单从体重上来看，此人和原来没有减肥时一样，可事实上，他体内的一些细胞已经发生了改变。也就是说，当减肥反弹回去后，此人的脂肪细胞比减肥前多了，而肌肉细胞却比减肥前少了。

因为肌肉细胞的变少，让此人的基础代谢也比以前降低了很多。所以此人若想再减下去20斤，那可就太难了，比之前减掉20斤难了很多，甚至也许都不可能再实现了。

为什么会这样？是什么原因导致的这种结果呢？一句话，是只靠节食，不进行其他任何运动而导致的。

因此，对于那些想要减肥，却不想再反弹的减肥者可要注意了，即使你们再不喜欢运动，为了让自己减肥后不反弹，也要随时动一动的，不然身上肌肉细胞的流失，很可能对你之后的减肥，带去更大麻烦。

当然，为了不让肌肉细胞流失，除了需要做一些运动外，还可以改变一下饮食习惯，比如可以多摄取一些蛋白质食物，少摄取一些米饭等。

总之，减肥不要顾头不顾尾，要健康减肥！

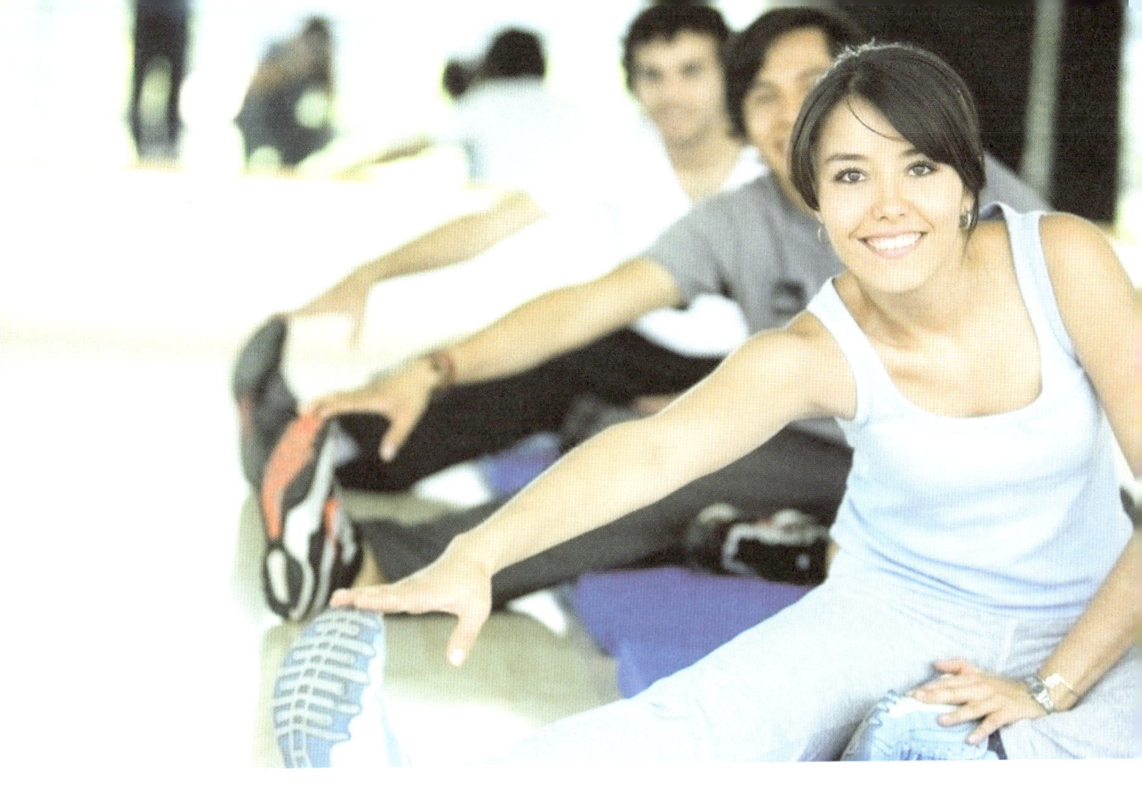

运动完进食，让脂肪持续燃烧

“餐前运动至疲劳，趁疲劳感还没消除的时候再进餐，是最好的运动减肥法。”

这是医学之父希波克拉底（Hippocrates）曾说过的话。

为什么要这么说呢？

原来，在我们空腹运动时，会使分解脂肪的相关酶的活性得以增加，进而促使脂肪氧化分解。同时，我们在空腹运动后，由于脂肪酸和乳酸在血液中的大量增加，促进了运动后身体的额外消耗能力的增加。这种额外消耗能力的增加，最长可持续12小时。

我们知道，运动强度越大，运动时间越长，身体的额外消耗量也就越高，最高时甚至能达到原运动消耗量的1/4多。也就是说，虽然我们只做了30分钟的运动，好似也只消耗了100千卡热量。其实，这100千卡只是运动时消耗的，运动后的额外消耗，还有100千卡的1/4。

如果我们运动后，在疲劳感还没消失前再进餐的话，还可以让我们体内的脂肪多消耗几卡路里。

千万别小看这几卡路里，一天多燃烧几卡路里，一个月、一年后会多燃烧多少卡路里？不用算也会知道。

而如果运动后，我们不仅进了餐，还大量喝水了，那么，运动中身体产生的乳酸和脂肪酸，将会连同我们刚刚喝进去的水，一同从尿液里排出，减肥效果也会更明显。

更可喜的是，运动还能促进肾上腺素的分泌，加速脂肪分解。餐前如果我们进行激烈运动，还会使身体产生的乳酸刺激胰脏α细胞分泌升糖激素，升糖激素的升高，会使我们饥饿感减弱，食欲下降，进而减少我们的进食量，这不是又可以减肥了吗？

因此说，运动完后两个小时内进食和饮水，将会让我们的脂肪燃烧再持续12个小时。

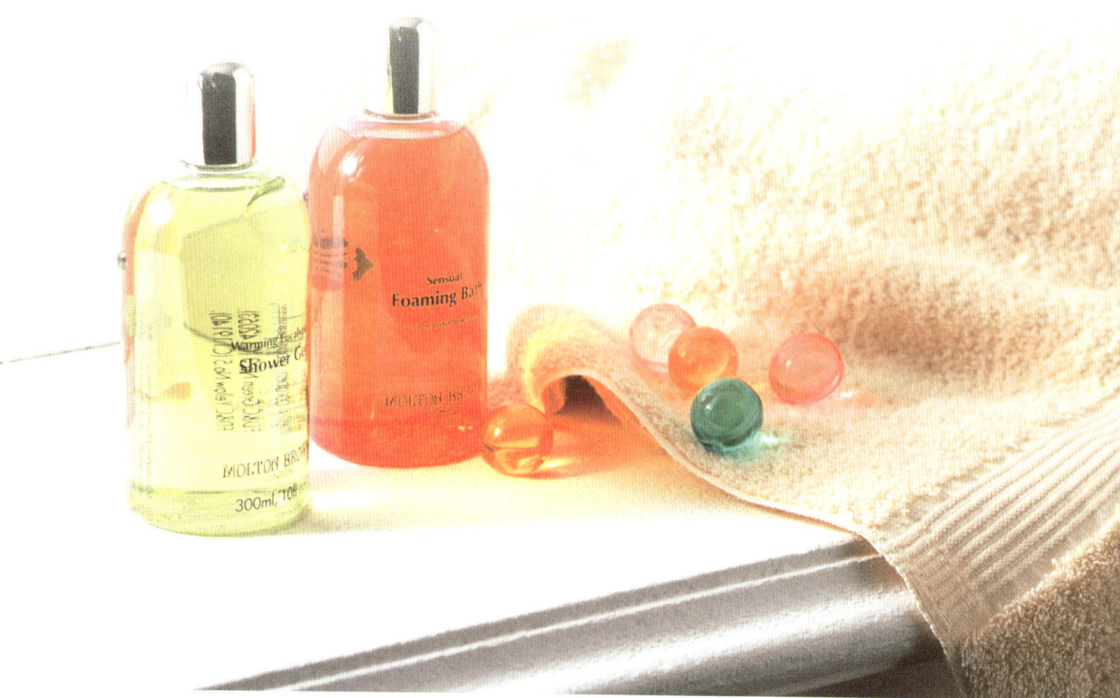

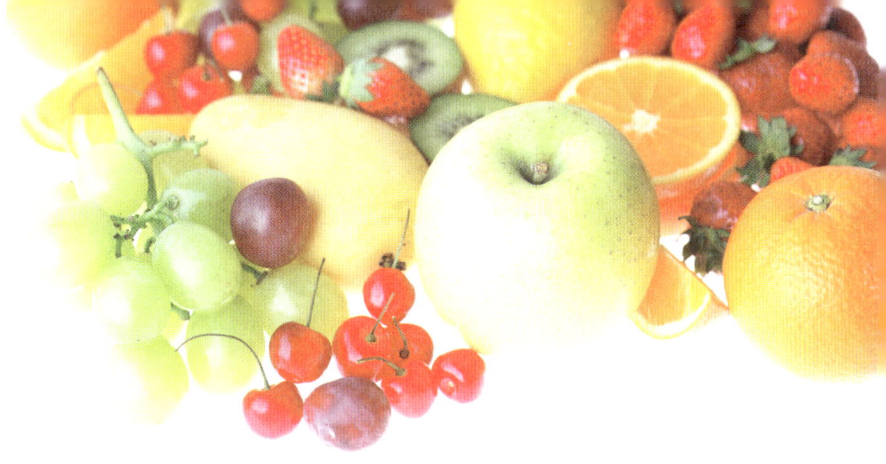

补充糖分，请在运动后

经常健身的人都知道，教练会让学员运动后补充氨基酸和蛋白质，以维持肌肉的生长。不过，2002年的时候，有医学研究表明，运动后应该补充的不是蛋白质，而是糖分。

为什么呢？理由很简单，补充糖分，可使胰岛素上升，以便让更多的肌肉得以接受刺激，促进肌纤维内的mTOR活化。

什么是mTOR呢？

mTOR是哺乳动物西罗莫司靶蛋白（mammalian target of rapamycin）的全名，是促进肌纤维增加体积的调控因子。也就是说，它在受到刺激后，会促进肌肉内蛋白质的合成，进而提高新陈代谢。

可又要怎么刺激促进肌纤维内的mTOR活化呢？

专家表示，肌纤维内的mTOR活化可以依靠胰岛素和阻力运动来实现。因此，运动后摄入糖分，可让肌肉受到运动刺激，另外，血糖的上升，又可以诱发胰岛素的分泌。就这样，肌纤维内的mTOR活化也就顺利达成了。

所以，想要有个好身材，那么就运动后补充糖分去吧！

养成易瘦体质并不难

吃什么都不胖的“瘦体质”让喝水都胖的“胖体质”很羡慕，可要怎么做才能成为吃什么都不胖的瘦体质呢？

那就让我们先看看瘦体质和胖体质身体里的某些差异吧！

科学研究发现，“瘦体质”的人体内棕色脂肪比较多，而“胖体质”恰恰相反，白色脂肪多。因此，想要成为“瘦体质”，那就让自己拥有易瘦体质的棕色脂肪，也就是增加棕色脂肪的含量和活性。

那怎样才能让自己的棕色脂肪增加呢？

首先，是不要熬夜。现代人夜间活动增加，日落后仍然接受人造光源的照射，眼球内的视网膜受到光线的刺激，进而抑制褪黑素的合成。科学研究发现，体内褪黑素不足的人容易肥胖，动物实验也发现给实验中的老鼠补充褪黑素，即便饮食和运动量都没有改变，体重也会下降，体内脂肪含量也会减少。因此，让自己在深夜11点前睡觉，睡觉的时候把室内光线调暗，便会让自己的褪黑素增加，连带也可以使棕色脂肪增加。

其次，科学研究也发现，经常接受肾上腺素刺激的人，体内的白色脂肪会渐渐转变成棕色脂肪。如何让自己经常接受肾上腺素的刺激呢？运动就是最好的方法之一，特别是竞赛型的运动。举例来说吧，打乒乓球运动很好，来点比赛则更好，经常来点运动比赛，慢慢地你就会拥有易瘦体质了。

总之，只要在日常生活的习惯中，多注意和多调整，养成易瘦体质并非不可能。

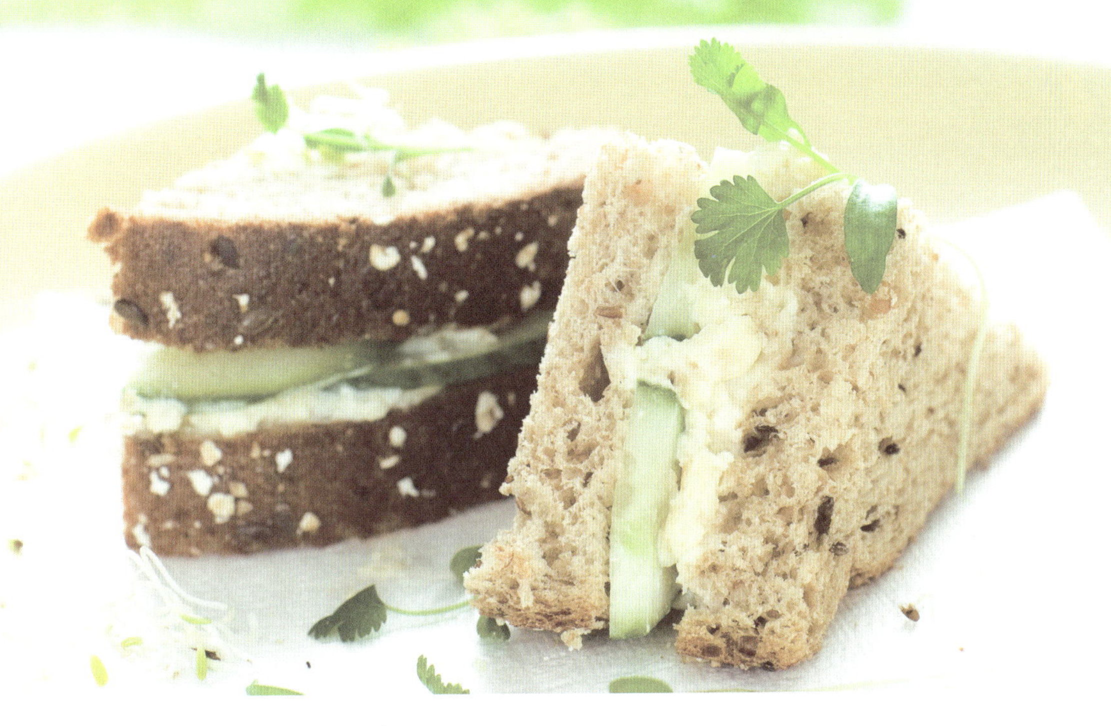

减肥自控力不够怎么办

减肥的时候，对减肥者来说，最怕的就是自己的自控力差，比如既控制不住自己的嘴，又控制不住自己坐着、躺着。看到美食，忘了减肥这回事，甚至还会找出一个“吃饱了才有力气”减肥这样的借口，然后一次将自己一天应该摄取的热量全部摄取。

吃饱了吧，该运动运动，可又会找出“吃得太饱，不想动”等借口，继续坐着、躺着。

这样下去，能减肥成功才怪！

为什么自己的自控力不够呢？

我们知道，影响我们饥饿程度的是血糖，可我们不知道，血糖还会影响我们的意志力。也就是说，在我们进行自我控制的时候，血糖水平是会下降的。

这样的后果是什么呢？是更饿。也就是说，我们越强迫自己要管住嘴，饥饿感就越强。那要怎么办呢？怎样才能让血糖不下降呢？

血糖非常容易消化，我们前面说了很多，可以说，它很敏感，既容易上去，也容易下来。想要改变这种状况，就需要平时多吃一些含碳水化合物、瘦蛋白质和坚果类的食物，以便让我们的血糖维持在一个平衡状态，不要那么突然升，突然降。

1999年的时候，比利时有人曾做了一个试验，他们将各种食物放在餐桌上，然后将一群减肥者分成三组，以便考察他们的意志力，最后发现，吃蛋白质的那组减肥者，意志力最强；吃土豆、面包等淀粉类食物的减肥者，则意志力最弱；吃蛋、奶类食物的减肥者居中。

随后，又经过了一段时间，再对他们进行测试时发现，那些吃蛋白质的减肥者，减肥效果最明显，而那些吃土豆、面包、淀粉类食物的减肥者不仅没能减肥，而且还胖了很多。

因此，对于那些难以控制自己嘴的减肥者来说，不妨用多吃蛋白质的方式，让自己的减肥计划持续下去。

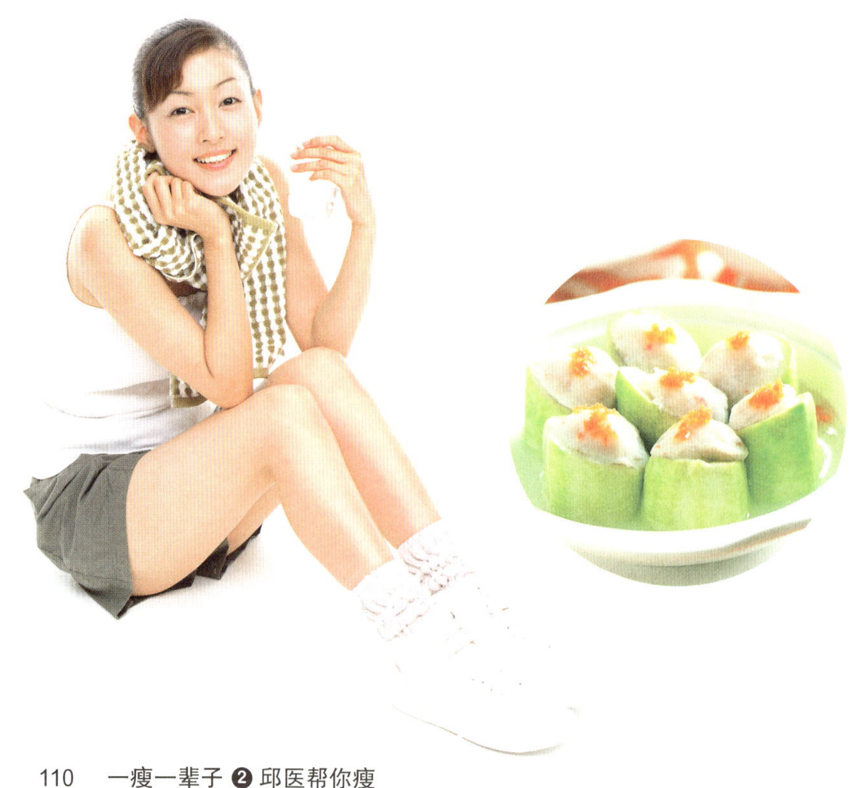

运动后坐一整天，不如不运动

有些人为了减肥，把运动当成任务，一旦运动完，便像自己立了什么大功似的，坐在那里不动了。别人说他老这么坐着不好，他还会振振有词地说："我都做过运动了，现在休息会儿怎么啦？"

好像只要你运动过了，脂肪就不会再来找你了似的。

这种做法非常错误，如果运动后，坐在那里又是一整天不动，很可能前面运动所消耗的热量又都回来了，也就是说，前面的运动白做了。

有些人又说了，那可怎么办呢？我的工作性质决定了，我不可能一直运动啊。没错，对于坐办公室的很多人来说，他们确实好像没有时间，也少有机会去运动。不过，运动不是去跑步、去健身房、去跳操，而是站着、走着都算运动。

因此，若你真的很忙，只能在办公室，那就增加自己站立的时间，这比激烈运动后，又坐上一天更能有效地让脂肪燃烧。

为什么会这样呢？原来，站着的时候，人体为了保持平衡，身体里最大的那块肌肉——大腿肌会不停地收缩，而大腿肌肉的收缩，是会促进脂肪燃烧的。

有人甚至还为此做了一个试验，报告显示，每周五天里，每天如果能站上3个小时的话，对于体内脂肪的燃烧，相当于一年跑10次马拉松。

怎么样？站立的效果是不是很好？还会为上班下班地铁、公交车上没有座位而痛苦吗？站着好了，那是在减肥，在燃烧脂肪，不用花钱，不用买健身器材，还简单方便，又不用人教，有如此收获，多划算的事啊！

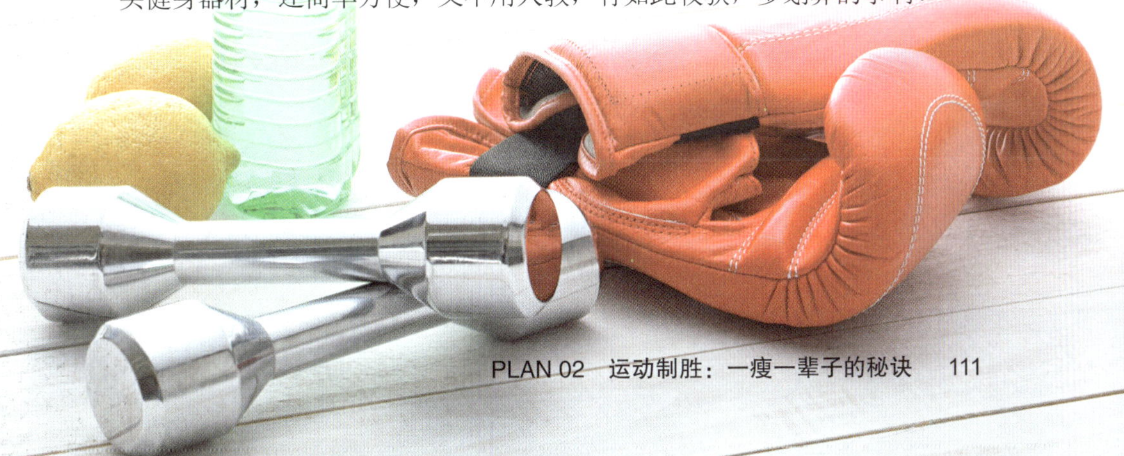

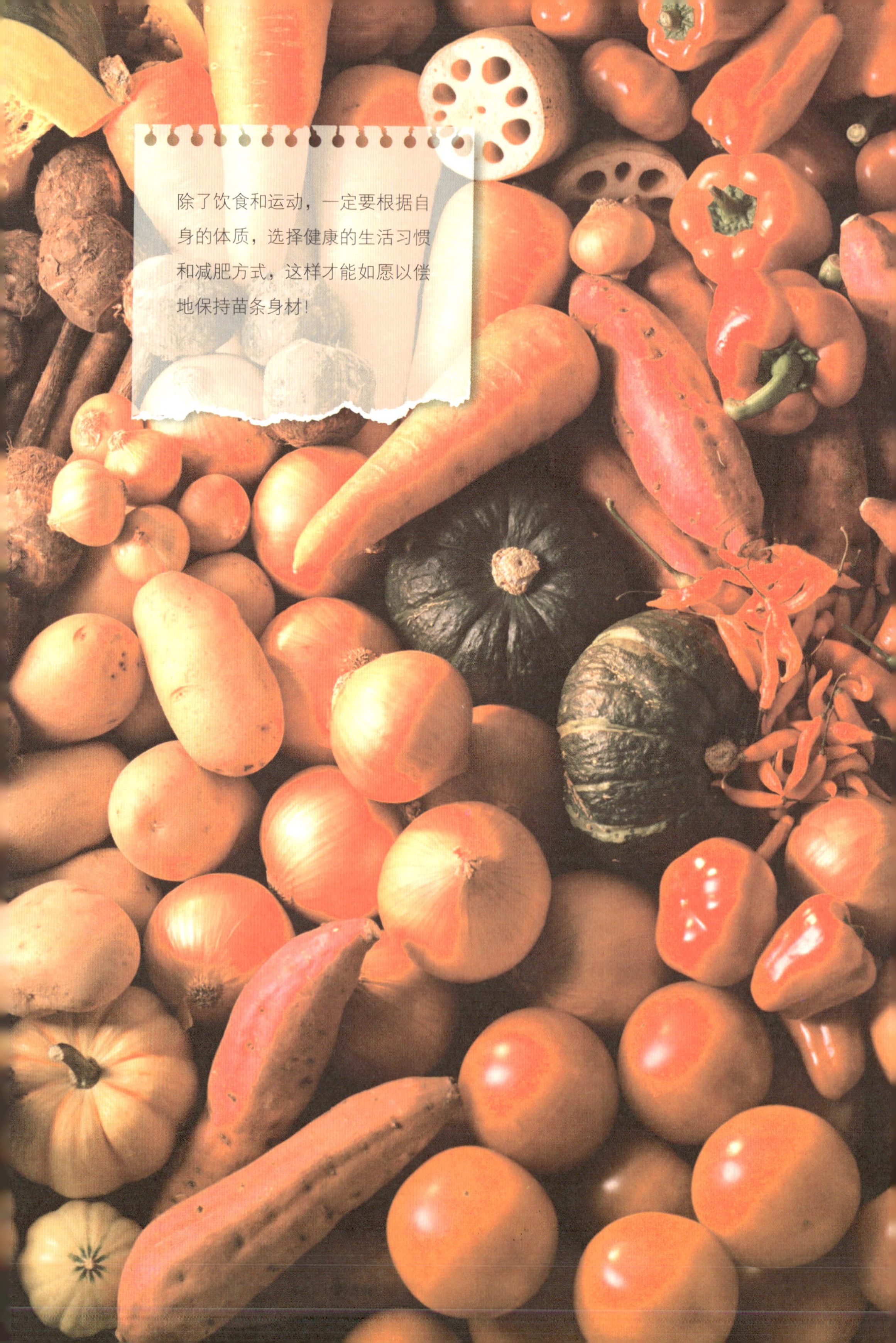

除了饮食和运动，一定要根据自身的体质，选择健康的生活习惯和减肥方式，这样才能如愿以偿地保持苗条身材！

PLAN 03

生活大作战：瘦，从每一天开始

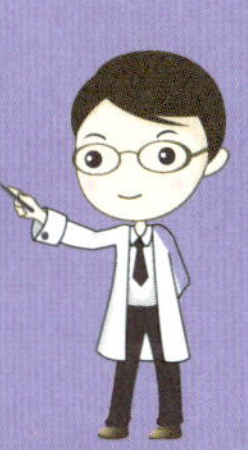

第一节

生活方式的改变1：培养正确的习惯

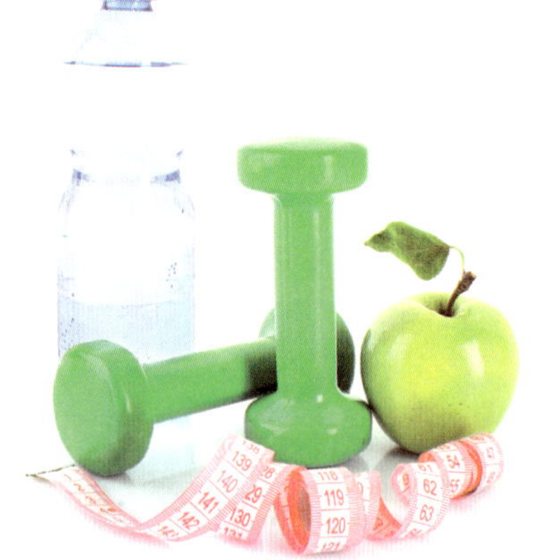

宿便，减肥的大敌

宿便的危害实在太大了，特别是对那些爱美女士来说，简直就是宿敌。

那么，什么是宿便呢？还用说，就是在肠道停留了很久，超过12个小时的粪便。

当粪便停留在肠道久了，便能生成毒素，如果不及时排出，粪便毒素和热量便会被人体吸收，呈现在肤色上就是肤色暗淡无光，呈现在体形上就是肥胖。

因此，宿便不管是对我们的肤色，还是对我们的身材，影响太大了。为了有好肤色、好身材，我们必须不让粪便变宿便。

不想让粪便成为宿便就必须保证每天顺利排便，想要顺利排便就要多吃含膳食纤维的食物。这种食物不仅热量低，能促进排便，还能减缓

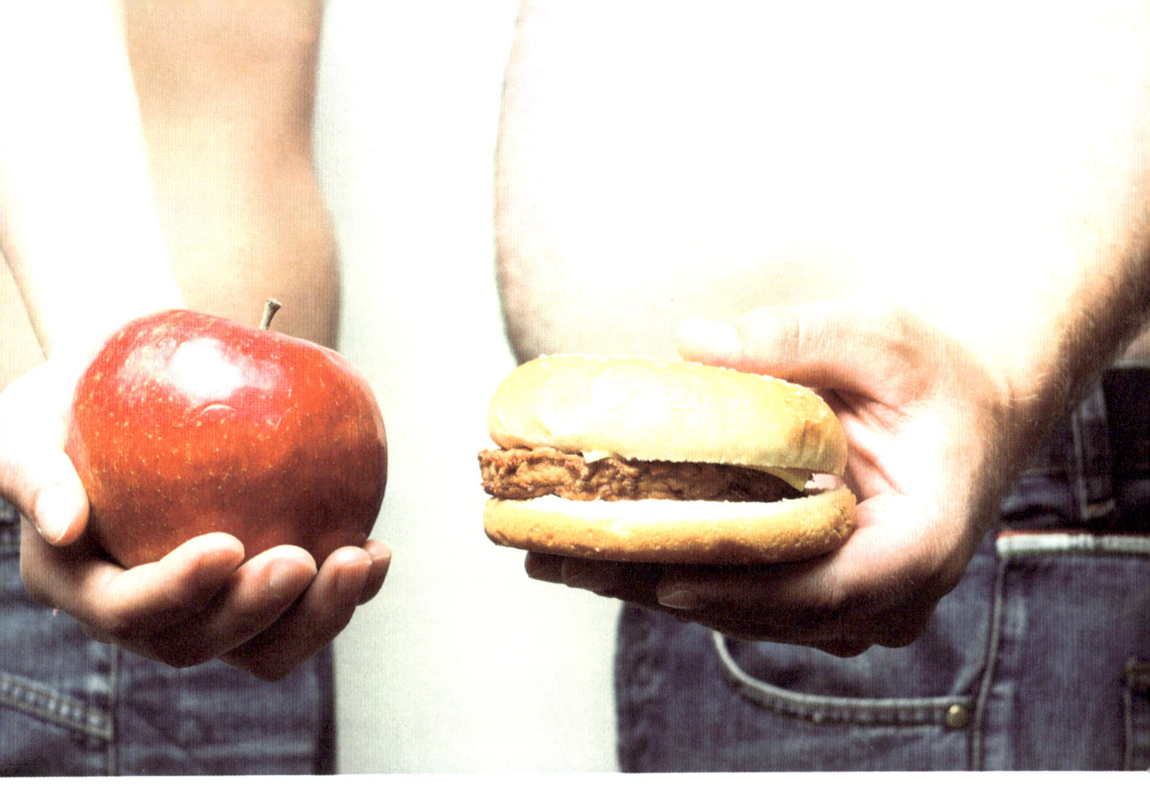

血糖，防止胆固醇升高。膳食纤维除了有这些好处外，在它们进入大肠后，还能有利于益生菌生长。

益生菌能代谢糖类，还能产生可抵制有害菌生成的丁酸。

同时，膳食纤维还能让肠内的水分增加，并促进大肠的蠕动，有利于顺畅排便。

有实验显示，在所有的膳食纤维里，降低胆固醇效果最好的是洋车前子（psyllium），其次是燕麦和果胶。小麦虽然也能降低血脂，但降低胆固醇的效果却不明显。

因此，如果想减肥，也想降低胆固醇的话，那就多吃洋车前子、燕麦或果胶。而如果想减肥、降血脂的话，那就多吃小麦吧！

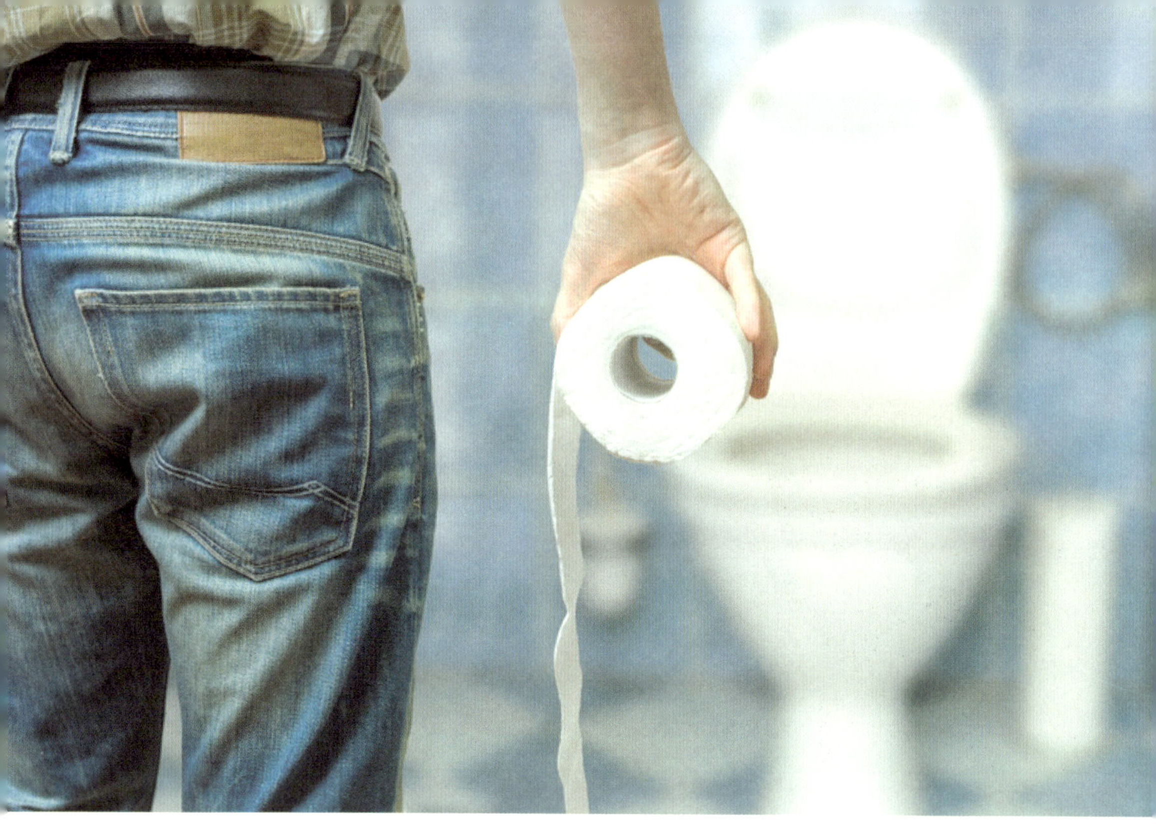

不让便便在大肠停留太久

“早餐吃得像国王，午餐吃得像贵族，晚上吃得像乞丐。”这是很多人都认可的，对一日三餐的态度。可这种观念对吗？

并不完全对。对减肥者来说，早、中、晚餐吃什么倒并不是特别重要的，重要的是，别让食糜在大肠里停留的时间太长。

一个人在进餐后的4个小时里，食物会经过小肠的吸收，然后再到大肠。到了大肠后，并不像在小肠一样，只是在那里短暂停留，也不是只吸收一部分水，而是还要停留10个小时以上。那些食糜停留在大肠干什么呢？还用说吗？持续被人体吸收，被消化呗。因为食物在经过小肠时，会将小肠里的消化酶一起带进大肠，再加上大肠上皮细胞可能分解脂肪的酶，都将使停留在大肠里的食糜被消化和吸收。

对减肥者来说，这种持续的吸收和消化，太可怕了。

据研究报告显示，进入大肠里的糖类，被再分解、再吸收、再消化后的热量，占摄取总量的7%，再加上对食物中其他元素的吸收，再吸收总量能达到20%。

也就是说，我们所吃的食物，在经过了小肠的吸收后，到了大肠，又会再次被吸收，被消化。而通常我们所说的多余脂肪，均是在大肠被吸收的。小肠里吸收的，大多是我们人体所需要的养分。

这么看来，尽快把大肠里的便便排掉有多么重要。这也是很多人为什么会吃泻药来减肥的真正原因。因为泻药能尽量多地排出便便，缩短便便在大肠里待的时间。不过，吃泻药毕竟不是长久之计，而且如果我们依赖上了泻药，进而无节制地继续大吃大喝，依然达不到减肥的目的。

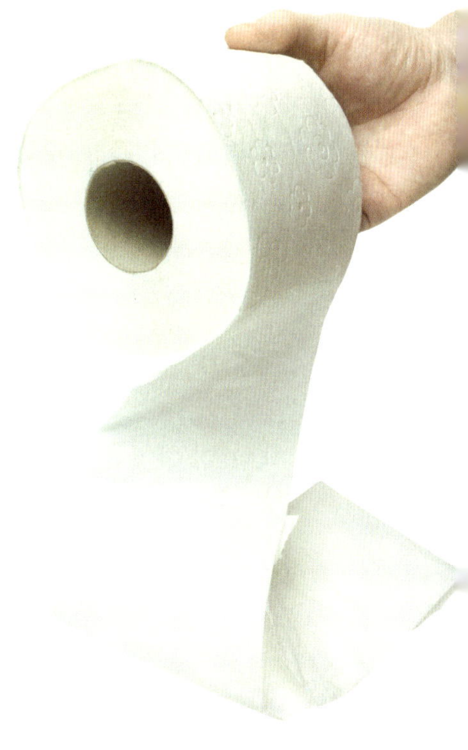

那么，在不借助于泻药的情况下，我们要怎么做才能让身体有吃过泻药的好处呢？

很简单，养成良好的排便习惯。

比如，在进餐后的12个小时之内，尽量排便，这样可避免便便在大肠被再吸收。

对于那些习惯于早上排便的人来说，是要晚餐吃得好；而对于那些早餐和中餐丰富者，最好别让便便过夜，也就是说，睡前排便好。

情绪放松，规律排便

排便不易，除了膳食纤维摄取量不足，鸡鸭鱼肉吃得太多外，还因为紧张的生活和工作环境，都可能导致便秘。

很多人应该有这种体会，当我们在赶往上班的路上，在马路上追公交车，或在地铁站挤地铁时，根本就感觉不到便意，而一旦进了办公室，或者坐上车，心情一放松，突然就有了便意。

因为当我们处于紧张情绪中时，我们身体的交感神经会处于兴奋状态中，交感神经的兴奋，抑制了副交感神经，也就是肠道的蠕动，因而不可能有便意。而当我们一放松时，交感神经不再兴奋，也不再抑制肠道的蠕动，便意突然而至，也就是很正常的事了。

排便也有最好时机的。比如说，朝九晚五上下班的人士，不要每天踩着铃声上班，而应该早起半小时，干什么呢？排便。

对正常上下班的人来说，这个时间排便，对清除宿便最有好处。因为头天晚饭吃得一定很丰盛，经过一个晚上后，食物在肠道里已经停留了近12个小时，食物的热量被人体已经吸收了不少，如果不在早上排便的话，因为急着上班，很可能因为工作和学习的忙碌，会将排便推迟到午休时，抑或更晚。这样的话，肠道里的食物，就又在大肠里多停留了好几个小时，别小看了这几个小时，会有更多热量被吸收的，不仅对减肥者不利，宿便里的毒素若被人体吸收，表现在脸上便是肤色暗黄，脸上长斑、长痘。

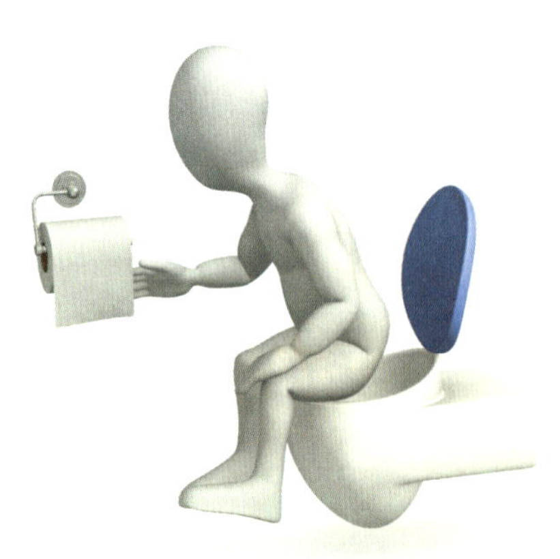

所以，每天早起半小时，给自己足够的排便时间，让自己在轻松和愉悦中顺畅地排便，以缩短食物在大肠内的停留时间，阻止热量和毒素被吸收。

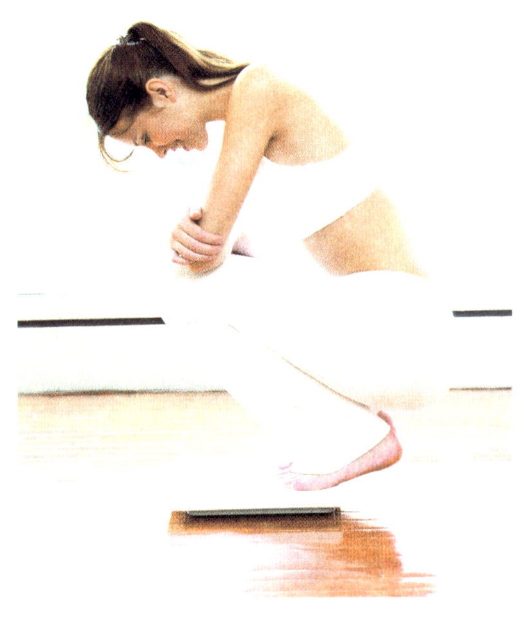

当然，之所以说朝九晚五者一清早排便，则是因为有些人的生活习惯是另外一种样子，他们因为各种原因，晚饭吃得很少，早上却吃得很多，很丰盛。有着这样生活习惯的人，最好能在晚上睡觉前排便。理由如上，也是不让食物在大肠里停留超过12个小时。

其实，人类的大肠蠕动，也是有它的规律的，基本上是早、晚各一次，且每次蠕动的时间会持续半个小时，当然，通常早上大肠蠕动更明显。

所以，大家不妨注意一些，趁自己大肠蠕动的时候排便，这样才能让排便更轻松，也更彻底。

还有，若想让排便顺畅，就应该养成有规律地排便的习惯。不管是早起排便，抑或是睡前排便，总之，要根据自己的情况、自己的生活习惯，让排便形成规律。

想顺利排便，卫生间装饰有讲究

前面说了，心情放松时排便最顺畅。而我们在排便时，通常身体的部分肌肉会处于绝对紧张收缩状态，这对排便非常不利，所以如何保持愉快的心情，放松肌肉，对排便很重要。

当然，为了让自己排便时保持在一个愉悦的心情下，不妨对自己的卫生间进行一定的装饰，比如说，我们在装修卫生间时，可以将整个卫生间的基调设为暖色调，比如淡黄色、淡绿色、淡蓝色、淡橙色等。

之所以选用这几种颜色，则是因为，它们既能帮人安神，也利于精神放松。

卫生间的基调切忌大红大紫，这些鲜艳沉闷的颜色，容易刺激神经，不利于放松心情。

同时，在装饰和布置卫生间时，也可以将卫生间的瓷砖选择成米黄色，还有浴缸，也可以用米黄色，而浴帘呢，则可以选用浅黄色。

这些柔和的颜色，可以起到开阔视野的作用，进而让狭窄的卫生间变得宽敞明亮起来，有利于我们心情的放松。

如果还想要点浪漫，不如在卫生间里点上一支香熏蜡烛，抑或点上一炷檀香、薰衣草香等，还可以在墙壁上贴上让自己赏心悦目的画……

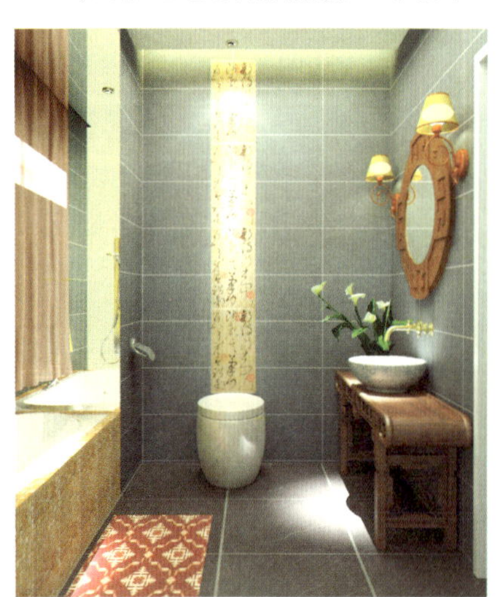

总之，这一切，都将让人心情舒缓。当我们置身于这样的环境中时，也能很顺利地排便了。

按压腹部有助于排便

我们知道，有助于排宿便的方式有很多，除了在吃上要注意外，还要有良好的情绪，放松的心情。当然，如果这些都做了，排便还是很困难的话，那就来点辅助动作吧——按压腹部。

用按压腹部的方式帮助排宿便，究其原因就是，这样可以帮助大肠进行蠕动。

具体做法：双手按压腹部，身体尽量往后仰，抑或做出一些扭腰的动作；或者将双手放在腹部，然后从左往右慢慢推。

这两种按压腹部的方式哪种正确呢？真能帮助大肠进行蠕动吗？

首先，不管是按压腹部，抑或是双手放在腹部，以顺时针的方向从左往右推，都是正确的。因为虽然动作不同，但目的是一样的，都是为了帮助肠子进行蠕动。

为什么这样就能帮助肠子蠕动呢？

原因很简单，我们的肠道属于平滑肌，之所以能够排便，就是因为平滑肌被撑开或拉扯引起了收缩反射。也就是说，我们体内的大肠将粪便往前推，当粪便被推到直肠后，直肠就会扩张，进而引起平滑肌的收缩，这个过程就叫“直肠反射”。当直肠发生反射时，神经就会受到牵动，使得整个大肠都蠕动起来，进而帮助排便。

因而，这种按压腹部，

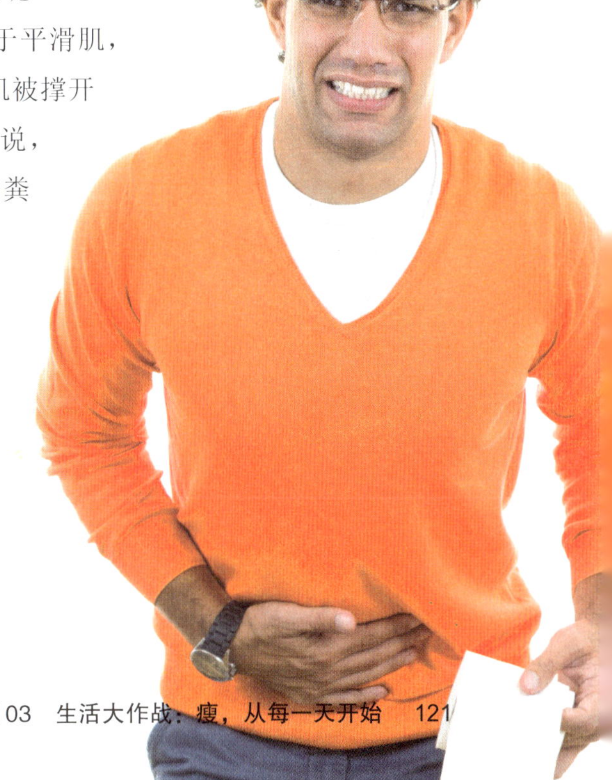

抑或按摩腹部的方式，都旨在刺激肠道蠕动、引起收缩反射，帮助其排便。当然，在做这些动作的时候，力道上一定要注意，不能太重，也不能太轻。

由于平滑肌的反应比较慢，所以当我们按压腹部时，每按一次，就要停上3秒钟，然后将手放开，再移到下个点，继续再进行按压，这样做对引起肠道收缩反射都很有好处。

当然，这两种按压腹部和按摩腹部的方式，并不仅仅用于排便，也可用于家里小宝宝的胀气。一旦发现小宝宝胀气，家长便可以采用这两种方式进行按压、按摩，以帮助小宝宝排气，缓解小宝宝因胀气引起的身体不适。

知道这些了，再排宿便时，便可以用这两种方法了。

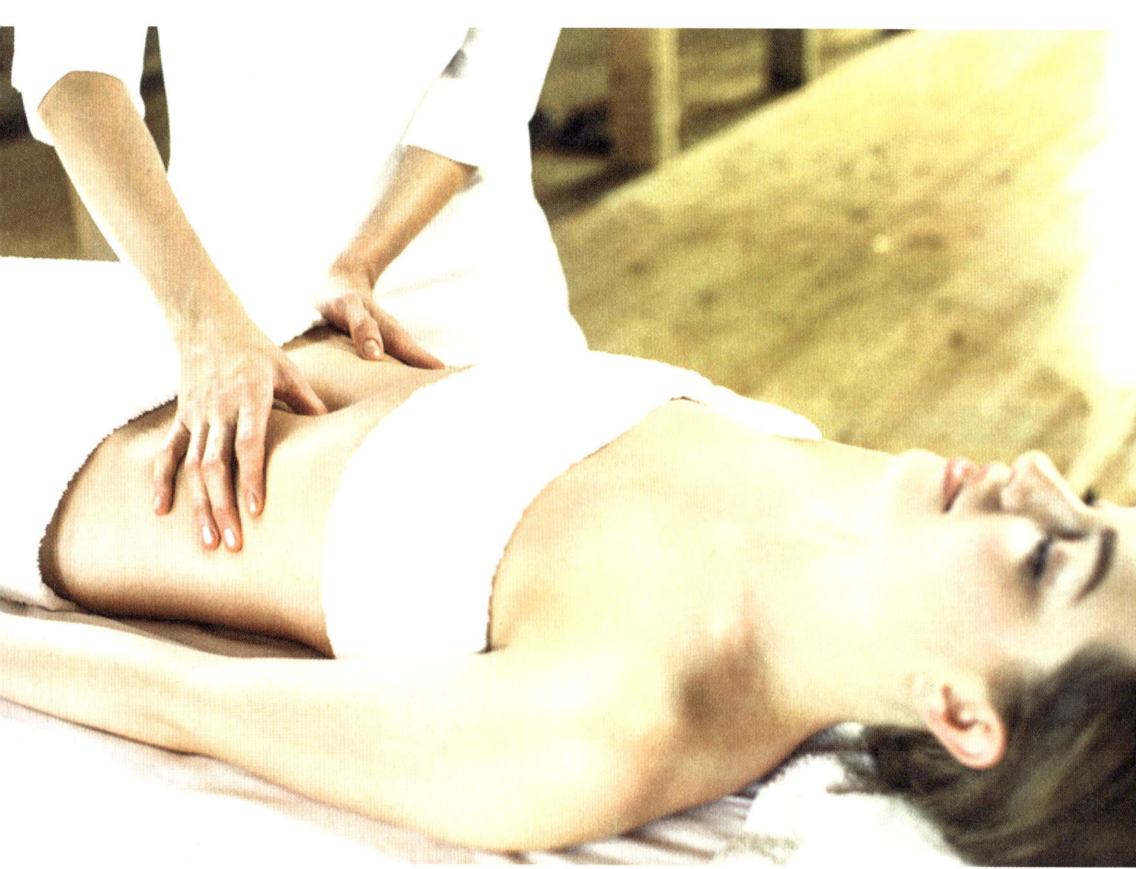

便意来了，再忍3分钟

很多便秘者，刚刚有点儿便意，便撒腿就往厕所跑，生怕不赶快去排便，便意又消失了。不过通常情况是，当他们坐上马桶，想要畅快地排便时，却只出来了一部分，另一部分怎么都出不来。这就形成了便秘，也就是所谓的排便不畅。

为什么会这样呢？有便意了却无法全部排出。

原来，根据人体的构造，肛门前20厘米处是直肠，在直肠没有受到刺激时，通常是处于空置状态的，但一旦受到刺激，便会将所受刺激传送到腰椎神经，然后又被传送到腰部脊椎，直到到达整个消化系统，最终引起大肠反射性收缩和脊椎反射。

通常，当我们觉得有便意时，正处在直肠受到刺激时，如果这时候坐在马桶上，由于引起直肠蠕动的整个过程还没有进行完，我们突然使劲，强迫大便排出的动作，很可能导致正进行的直肠蠕动停止，进而排出的只有一部分，另一部分又回去了。

那要怎么解决这个问题呢？

也不难，就是在我们有了便意时，先不急着去厕所，忍耐3分钟，直到直肠引起直肠反射和脊椎反射，让整个大肠的蠕动进行得差不多时，再去坐马桶，大便便能很快排干净了。

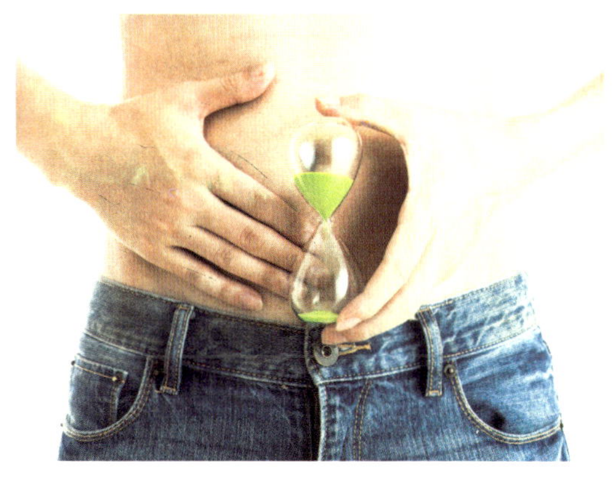

对便秘者来说，没有什么比顺利地将宿便排出更令人心情舒畅的了，因为这样就能阻止身体再吸收多余的热量，更有助于减肥。

塑身衣和瘦腿袜，束身瘦腿有成效

塑身衣和瘦腿袜能让身材妖娆，让胖腿变瘦腿。美国一位70多岁的老太太，40多岁时便开始穿腰夹（束腰），即便睡觉也穿着，致使她70多岁时，依然有着纤纤细腰。为什么呢？其实不管是塑身衣还是瘦腿袜，以及腰夹，均是采用了“局部加压减肥法”的原理。由于细胞有“接触性抑制”特性，因而如果哪个部位存在挤压，哪个部位就能变细变小。

也就是说，当细胞分裂到足以占满整个固定空间时，便不再分裂了，表现在人体表面便是不再肥胖。

我们正常细胞的细胞膜上有受体，受体对生长因子也有反应，然而，当细胞间发生了紧密接触，细胞对生长因子的刺激也就无法产生反应了。因而，当我们人体的组织，因为抽脂、怀孕分娩、快速减肥等原因，使细胞间产生空隙时，这空隙又阻止了细胞间的接触。

因此，前脂肪细胞与成长纤维细胞之间就产生了分裂和分化，抑或为了将之间的空隙填充，便越来越宽，这便是为什么有人产后会肥胖，抑或有些青少年，在青春期会变胖，以及很多人抽脂后会出现皮下组织松垮等的原因了。

对于这几种原因导致的肥胖和皮下组织松垮，便可以用塑身衣、瘦腿袜的弹性绷带功能，对细胞间的空隙进行挤压，让细胞间得以紧密接触，不再有空隙，这样，肥胖和皮肤松弛的问题也就解决了。

这种原理，中国古时候就有，比如封建社会时，女性的缠小脚就是这样。

不过，穿塑身衣和瘦腿袜减肥，如果想要达到美国老太太的细腰那种程度，所选用的塑身衣和瘦腿袜，必须压力够强，而且穿的时间一定要够久，不然也是很难达到那种程度的。

应该注意的是，这种减肥方式，最好只用于产后肥胖、青少年期肥胖，以及抽脂皮肤松弛等特定人群。

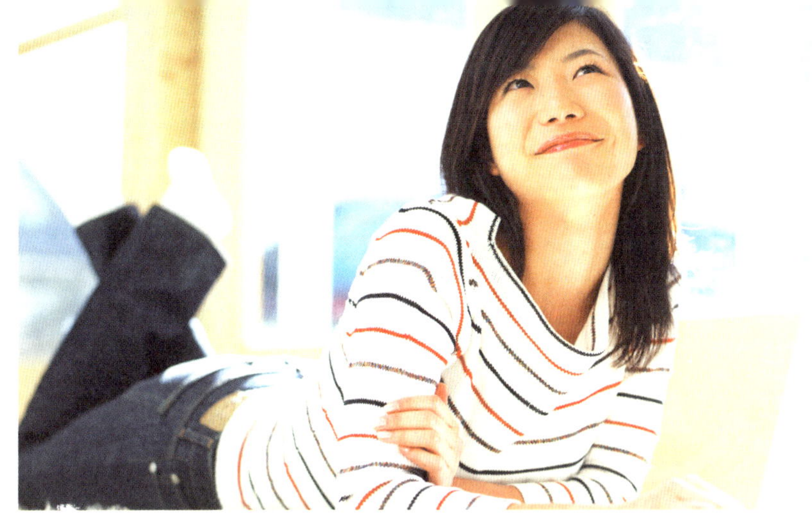

心情好会瘦，压力大会胖

“9·11”恐怖事件发生后，美国新出现了很多肥胖者。

原因很简单，压力让他们对食品更为依赖，当他们把食品当成了慰藉需求时，就会拼命吃东西，怎么可能不长胖。对很多美国人来说，可乐、汽水、炸鸡、薯条等食物能给他们带来快乐，而这些食品的热量又很高，在他们摄取量增多时，热量也就高了，不知不觉中，体重也就增加了。

所以，如果不想长胖，不想让食品成为慰藉品，那就学着让自己放轻松、保持一个愉悦的心情，因为这样不仅对身体健康有好处，而且还有利于减肥。当然，反之则会有完全不同的结果。

还曾看到过一条新闻，说有一对双胞胎姐妹，她们曾有相似的身材和体形，性格和爱好也完全相同，不过，最终却因母亲的突遭车祸，让两个人的人生发生了天壤之别。

车祸发生时，两姐妹都在母亲身边，同样看到了母亲死时的惨状，两姐妹同时都受到了很大打击，结果，重大打击让姐姐喜欢上了高热量食物，最后变成了一个大胖子。而妹妹呢？重大打击让她悲伤过度，进而不愿意吃东西，最后得了厌食症，瘦成了皮包骨头。

由此可见，体质再相同，如果不调整自己的心态，不改变自己的生活习惯，都可能因贪吃而肥胖，因厌食而瘦骨嶙峋。

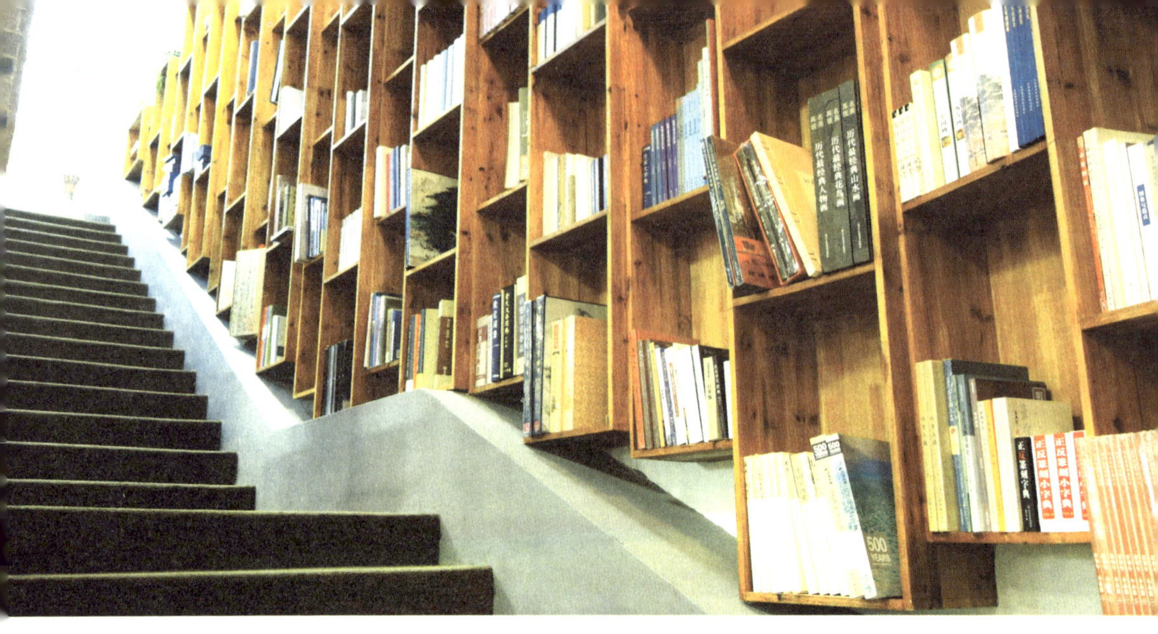

多逛书店也能瘦身

如今电子书盛行，很多人没了去书店的习惯。逛街是可以减肥的，而逛书店，比逛街减肥效果更明显。

理由很简单，如果我们逛书店，肯定要从家里或单位去，也就是说，需要走一段距离，而且，书店里的书琳琅满目，什么书都有，即使去买书，也不会一去就买，一买就走，而是会不停地走走看看，精心挑选，甚至看到一本中意的，还会站在那里看上半天。

我们前面也说过，多站站是能减肥的。所以当你站在那里，被书里的内容所吸引的时候，不知不觉中，几十分钟，甚至几个小时都过去了，这要燃烧掉多少脂肪啊。

同时，看书的过程，其实也是脑部消耗热量的过程。大家应该有这种感受，那些喜欢看书的知识分子，特别是书呆子，有几个是胖子？脑力劳动者，大多都是瘦瘦的，这和看书，以及脑部在消耗热量也有一定的关系。

因此，如果有时间就去书店逛逛吧，不仅能让你增长知识，还能让你在不知不觉中瘦身，比躺在床上、沙发上捧着手机看电子书好多了。

晒太阳也能减肥

晒太阳可以减肥，没听说过吧。可这是真的！

据一些医学研究发现，肥胖者体内的维生素D，大多都聚积在了脂肪细胞里，血液里的维生素D非常少。因此，那些越不爱出门就越胖，越胖就越不出门的习惯一定要改改了。

我们知道，很多肥胖者都不喜欢出门，理由很简单，除了怕别人嘲笑自己“肥猪”外，还因为肥胖让他们行动起来比别人艰难很多。不过，越是这样，越要出门，越要走在阳光下，晒晒太阳，因为晒太阳对我们减肥很有利。

晒太阳能补钙，这我们都知道，皮肤在接受到紫外线照射后，会产生维生素D，当减肥者给自己的身体里多提供一些维生素D后，会让减肥成效显著很多。

当然，很多女性不喜欢晒太阳还有个重要的原因，那就是怕长斑，如果实在不想晒太阳，那就服用钙片来补充身体对维生素D的需要吧。

据说，那些每天补充500毫克钙的减肥者，比那些没有服用钙的减肥者能多减上十多斤。

由此可见，钙，也就是维生素D，对减肥者来说，多重要了吧。怕晒出斑，就涂防晒霜，或戴个帽子。

总之，建议减肥者，选个天气好的时候，出门走走，既呼吸了新鲜空气，又做了运动，还能补充天然维生素D，更能减肥，多好的事啊！

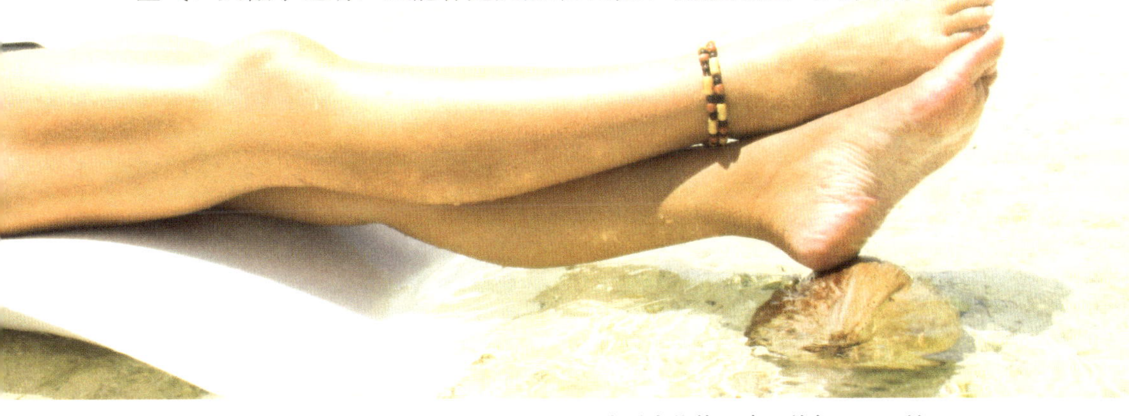

遛狗瘦身，你别不信

现代人工作压力越来越大，运动时间却越来越少。不过好在，越来越多的人养起了宠物狗，甚至将自己的宠物狗当成亲人来照顾。

养过宠物狗的人一定深有体会，每天最大的运动量，好像就是去遛狗了。因为即使你每天再累，再不想动，再想吃完饭躺在床上，躺在沙发上看电视、发微信，最后都不得不起来，牵着你的爱犬出去。为什么呢？

因为人可以懒得去运动，但狗狗却不行，狗狗非常喜欢运动。而且它们早晚的大小便，喜欢去外面，去草地或有树木的地方，因此，如果你不带它出去，它便会在你面前哼哼唧唧，甚至还会焦躁地跑来跑去，吵得你什么都做不了。

只好牵着狗出去吧，可狗狗一到了外面，就像到了它的运动场，飞奔起来。最后呢？为了不让它跑丢，你不得不牵着狗绳，跟着它一起跑。

时不时地，它拉出了便便，你还要捡拾起来。

因此说，这遛狗的一系列动作，有时甚至比你去健身房运动量都大。

现在知道了吧，养狗不仅是有爱心的表现，还能助你减肥呢。

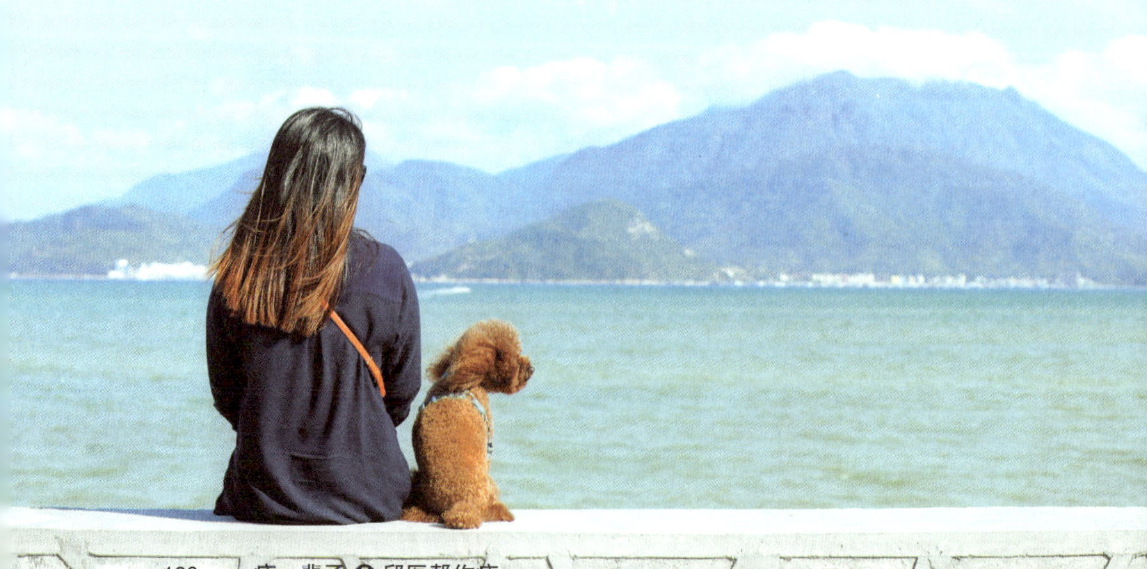

女人逛街也减肥

世人都知道，女人爱逛街，甚至有人还说，爱逛街是女人的天性。对于女人的这种天性，男人们都很不屑，觉得这是女人在为自己的逛街找借口。

可男人一定不知道，女人逛街的好处有很多，还能减肥呢。

不相信吗？那就看看具体事例吧！英国曾找来2000名测试者得出了结论：女性每逛一次街，消耗的热量大约有200千卡。

试想一下，如果你的妻子或女朋友，三天两头都去逛街的话，一年能消耗多少热量？是不是12000千卡的热量？

这得省多少钱去买减肥药和健身器材啊！

是不是有些咂舌？或者以为必须每天去逛街才会达到这个效果？非也！通过这2000名测试者发现，每月只需逛5次街，每次逛街只走差不多3.2千米就能达到这种效果。

怎么样？这种减肥方式是不是很好？对女人来说，既快乐又减肥。

不过应该注意的是，逛街时是不能吃东西的，如果一边逛街一边吃东西，那可就不是减肥，而是增肥了。

所以，若想用逛街的方式进行减肥，不妨在逛街时，只带一瓶矿泉水，渴了时喝点儿，千万不要吃东西！

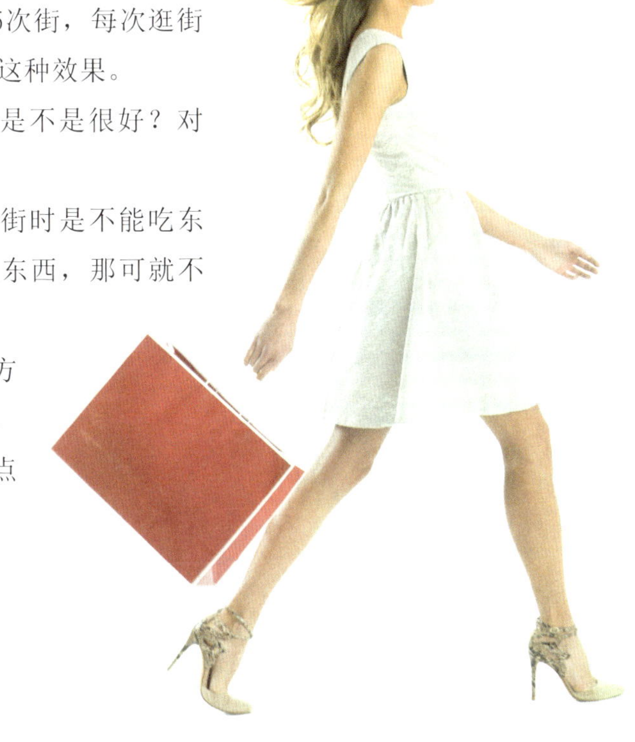

餐前或餐后两小时，泡热水澡可减肥

洗冷水澡、在冷水池里游泳，甚至走动都可以减肥。泡热水澡也可以减肥，大家知道吗？

说说热水澡减肥的原理吧！

当我们泡在热水里时，皮肤会因受热而使微血管扩张，进而让血液离开胃肠，流向皮肤。血液在流向皮肤后，导致小肠上皮细胞的血液减少，进而影响了消化，自然对吸收不利。

减肥需要的就是减少食物的消化和吸收。

不过，此种减肥方式和洗冷水澡一样，也是挑人的，不是人人都可行的。泡热水澡减肥只适用于肠胃特别好的人，对于那些肠胃不好，而且消化功能特别弱的人，并不适用。为什么呢？

肠胃有问题，消化功能不好的人，如果也这么做了，很可能会引起消化机能的衰退，直接导致消化不良，那真是得不偿失啊。

同时，泡热水澡减肥还要选对时间。

什么时间泡热水澡最有效呢？

餐前或餐后两小时。也就是说，不能马上要吃饭了去泡，也不能刚一吃完饭就泡。因为用餐前或刚刚用餐后，由于食物的进入，使全身血液大部分都流向了肠胃，帮助肠胃消化去了，如果此时我们急着去泡热水澡，那正在胃肠忙碌的血液又要从肠胃离开，跑到皮肤里，势必会对身体有伤害。

如果还不相信此法能够减肥的话，不妨去查找一些资料，从一些书中就能看出，两千年前的罗马贵族，就曾用过此方法减肥。

想瘦多站站，坐着长脂肪

如果你有观察周边事物的习惯，一定会发现，越是肥胖者，越喜欢坐着，每到一个地方，他们最先做的事情就是找座位，即便那地方实在没有座位可坐，他也会靠在墙上，总之，于他而言，站着就是一种痛苦。

站着不如坐着，坐着不如躺着，这样的人，想不胖都难。

越坐越胖，越胖越坐。如果你不介意你的胖身材，不担心因肥胖导致的各种病，也就算了，可如果你想减肥，想拥有好身材，想让疾病远离你，那你就先把“凡事都要坐着做”的习惯改了。多增加一些站立的机会，比如当你打电话时，不妨站起来打一会儿，如果是手机，还可以走动着打电话，接电话；看电视时，也不要躺着或坐着，站起来看一会儿；即便是和别人聊天，如果是朋友，也在减肥，不妨向他提议，站着聊会儿天……

科学研究显示，一个人每天坐着的时间长短，与胰岛素抗性和慢性炎症的发生率是成正比的。也就是说，我们坐着的时间越长，胰岛素抗性及慢性炎症的发生率就越高。即便是他每天还进行了30分钟的运动，都抵不过久坐的危害。

不知道大家有没有看过《爱上海明威》这部电影，如果看过，一定会知道，在这部电影里，海明威身为一名著名作家，却时常站着进行创作，而之所以他选择站着写作而不是坐着，就是因为他知道，久坐易患很多慢性病。他要让自己有个好身体，进而创作出更多好作品。

美国一所大学经研究试验发现，久坐还会抑制人体分解脂肪的酶，进而让脂肪得不到分解燃烧，因脂肪堆积而导致肥胖。这也就是久坐发胖的真正原因。同时，久坐还容易导致新陈代谢下降，让有益的胆固醇减少。而从性别上来看，女性比男性更容易出现这种情况。

爱美的女性们，是该改变一下爱坐的习惯了。

减肥时身边的朋友很重要

哈佛大学医学院最近有项调查，他们发现，一个人的身边，如果有几个极其亲密的胖子朋友，那此人变胖的概率就会增大3倍。

此新闻一出，众人哗然，难道肥胖也能传染吗？

有研究表明肥胖可能会传染，目前看来还需要更多的证据加以证明。但身边的朋友能影响你成不成为一个胖子倒是真的。所以，对减肥者来说，千万要远离那些吃货朋友。

还不相信吗？试想一下吧！如果你和你的吃货朋友见面，他会和你聊什么？一定是聊哪家的美食最好吃，哪家的甜点最美味，哪家新出了一个菜品等，然后肯定就是相约着去吃饭。

他对美食抱有的热情和激情，肯定会让你在不知不觉中，受他感染，然后大快朵颐。你说，和这样的朋友在一起，你这肥还怎么减？

更何况，你那吃货朋友，十有八九，肯定也不瘦。所以，哈佛大学医学院的调查研究结果肯定有它的道理。

为了减肥，最好还是多接触一些身材保持得较好的朋友，和这样的朋友在一起，聊的肯定是怎么瘦身，而且还会不时提醒你，让你怎么控制食欲，对你减肥绝对有好处。还有，减肥时，如果有条件，最好能和你暗恋的人一起吃饭，因为和他一起吃饭，你就会为了保持形象，克制自己，减少进食量。

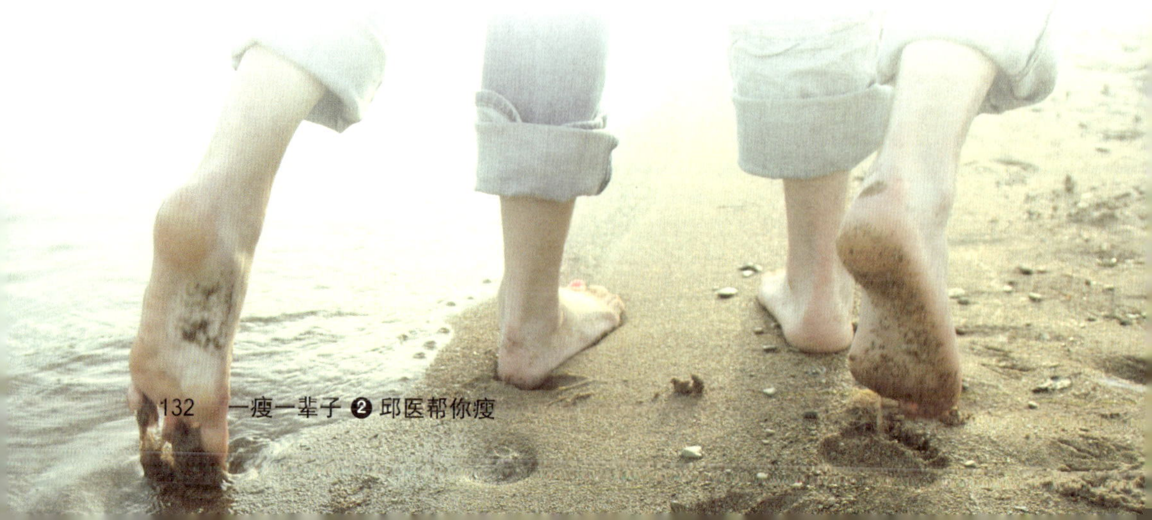

给生活制造点紧张气氛

前面说过，做一些能让自己紧张的运动，这样的运动减肥效果最明显。理由是紧张可以促进我们身体分泌更多的肾上腺素。

不运动时，紧张同样会有肾上腺素分泌。比如我们在遇到紧急突发状况时，交感神经会兴奋，继而分泌出80%的肾上腺素和20%的去甲肾上腺素（norepinephrine）。

肾上腺素可以促进代谢，而去甲肾上腺素则可以抑制人的食欲。也就是说，肾上腺素和去甲肾上腺素，都是减肥的好帮手。

其实这种感觉，我们日常生活中很常见，比如说我们上班快迟到了，若再吃饭，肯定没有胃口，没有食欲，这就是我们经常说的“没心情吃饭”。还有比如等地铁、等人、经理找你谈话时，这些让我们感到焦急、紧张的情绪，都会引起我们“没心情吃饭”。

没心情吃饭，自然有利于我们减肥。

什么时候我们的胃口会大开呢？就是什么工作都做完了，心情完全放松下来了，就会有种食欲大振的感觉，再吃饭时，饭量就很大。

当然，紧张和压力还是有区别的，紧张是短时间的刺激，而压力就是情绪的压抑了；紧张可以使交感神经兴奋，进而刺激肾上腺素分泌，有助于减肥，可压力却能使血液中的皮质醇（cortisol）增加，不仅不会让我们“没心情吃饭”，反而会促进食欲，让我们用吃饭来减轻压力，用饱腹感让自己觉得幸福、满足，完全不利于减肥。

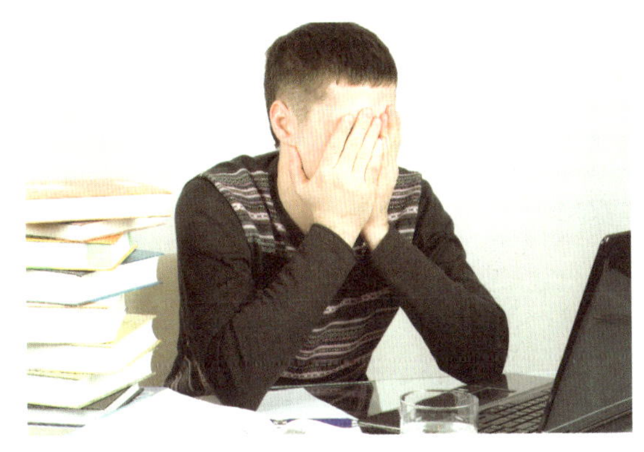

坐完月子之后再减肥

很多女性在分娩后备受肥胖问题的困扰，肚子上多出一圈顽固的肥肉，身材难以恢复。这主要是因为从怀孕到分娩的生产过程中，母亲的新陈代谢水平比较高，随着孩子离开母体，母亲就失去一个能消耗体内多余热量的个体，身上便会堆积肥肉。

我建议分娩后的女性利用仰卧起坐锻炼腹肌，它可以让你因分娩而导致的腹肌松弛快速改善。而且，这种运动可以帮助我们燃烧更多的热量，对减肥基本上是有好处的。

同时要注意饮食部分的改善。按照中国人的习俗，长辈们会督促女性在产后坐月子期间多吃鸡肉等高热量的东西，这是无可厚非的，没有必要因为怕胖而不坐月子，违逆老人家的好意。我建议女性在度过坐月子阶段后，能够尽量控制自己的饮食，并且把握一个重要原则，即正餐以外不要再吃额外的东西。如果可以的话，三餐都尽量控制热量，吃到七分饱即可，而不是吃到肚子撑为止。这样坚持下去，就能够有效地改善产后肥胖。

“三高”患者可适度运动减肥

运动减肥是为了让脂肪燃烧，而脂肪要燃烧就需要先消耗血糖，但是“三高”症患者（高血压、高血脂、高血糖）血糖不稳定，血糖过度下降会有危险，血糖上升又会诱发胰岛素的分泌。对普通人来说，运动减肥没有什么，可对“三高”患者来说，还能运动减肥吗？

当然可以，因为即便没有胰岛素，运动时，血液当中的血糖也会被肌肉细胞利用，进而达到降低血糖的目的。如此这般，时间一长，胰岛素即便分泌量有限，血糖也能降低，让胰岛素抗性得以改善，进而让胰岛素的功能也得以改善。

在“三高”人群中，很大一部分都是肥胖者，原因很简单，就是他们有胰岛素抗性，运动能调整身体机能，让胰岛素抗性得以改善，对身体健康很有好处。同时，肥胖状况也能得以改变，何乐而不为呢？

不过，需要注意的是，“三高”患者在运动时，一定要听取医生的建议，根据身体状况来安排一些运动，以及运动量。

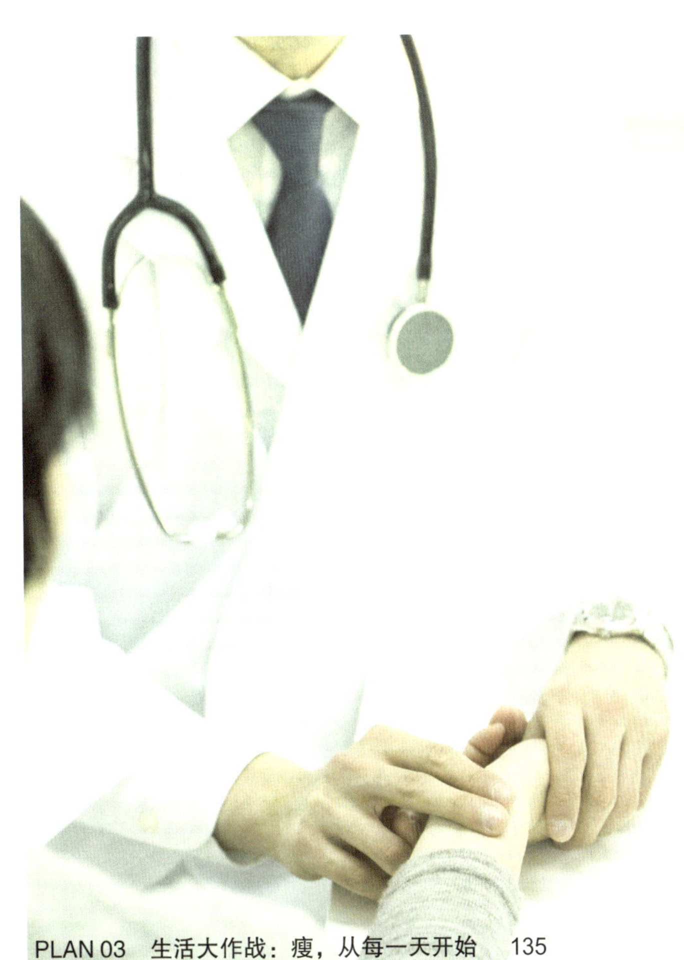

第二节

生活方式的改变2：纠正错误意识

可怕！热量过多会中毒

不要以为热量多只会让人长胖，体内热量过多，很可能还会中毒。

原来，热量过多也是脂肪细胞过多，别以为脂肪细胞只是贮存脂肪的细胞，它还是个内分泌系统。也就是说，脂肪细胞过多会导致内分泌失调，进而引发一系列疾病的产生。这也就是1996年时，世界卫生组织会把肥胖归为一种病的原因。

在脂肪组织里，热量达到一定程度时，前脂肪细胞就会进行分化，进而分化成新的脂肪细胞，新的脂肪细胞随后又继续长大，结果分化成更多、更大的脂肪细胞……

肥胖时，必须进行一些外力干预，那要怎么干预呢？就是不要让前脂肪细胞进行分化，成为新的脂肪细胞。

怎么办？很简单，不要刺激前脂肪细胞的胰岛素和皮质醇分泌过多。

问题出来了，如何不让胰岛素和皮质醇分泌过多是关键。怎么解决这个问题呢？

首先就是调整心态。前面也提过，说当我们压力过大时，就会导致皮质醇分泌，也容易让我们成为满月脸、水牛肩、啤酒肚等中枢型的肥胖。这种肥胖不仅影响到美观，而且还容易引发一系列疾病。

更重要的是，我们不能让自己摄入的热量太多，因为热量太多会导致脂肪细胞的数目增加。

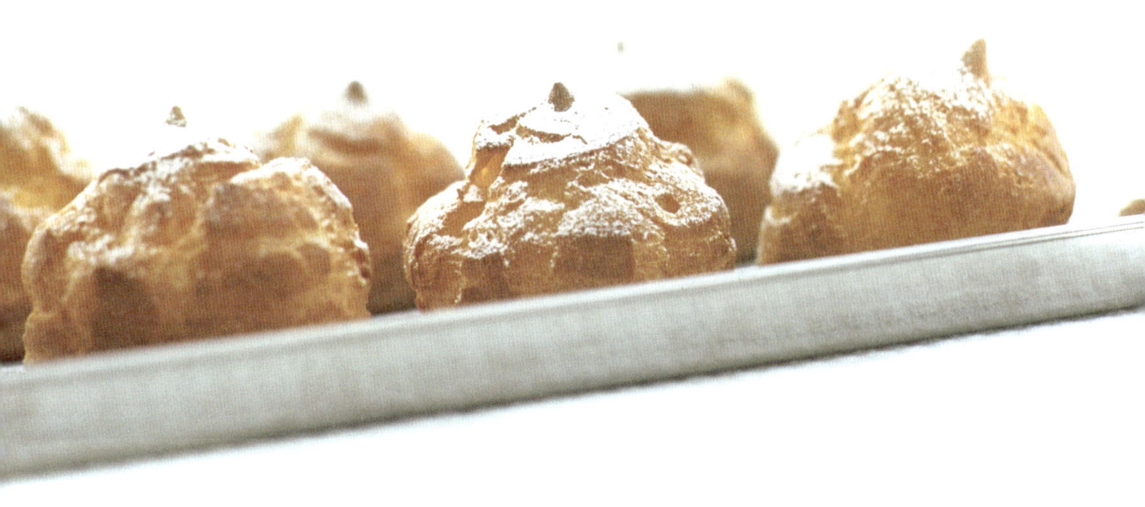

别把失败归于“易胖体质”

我们身边的很多胖子，确实属于“易胖体质”，他们的肥胖，有可能源于棕色脂肪细胞比较少，也有可能只是新陈代谢不好导致的。

棕色脂肪细胞的多少，有时候是与睡眠状况有关的。所以如果是因棕色脂肪细胞少，而导致了肥胖，那我们就改善睡眠质量，也是可以提高棕色脂肪细胞的；如果我们是甲状腺素或肾上腺素不足导致的肥胖，那就多运动，多出汗，同样能改变易胖体质；而如果是新陈代谢不够好而导致的肥胖，那就调整和改善内分泌好了。

总之，对症下药，找准肥胖的原因，即便是易胖体质，也是可以改变的。

只是不要因为减肥方式不对而失败，就将责任推到易胖体质上，觉得自己之所以减不了肥，都是因为易胖体质，甚至觉得这是天生的，无法改变。

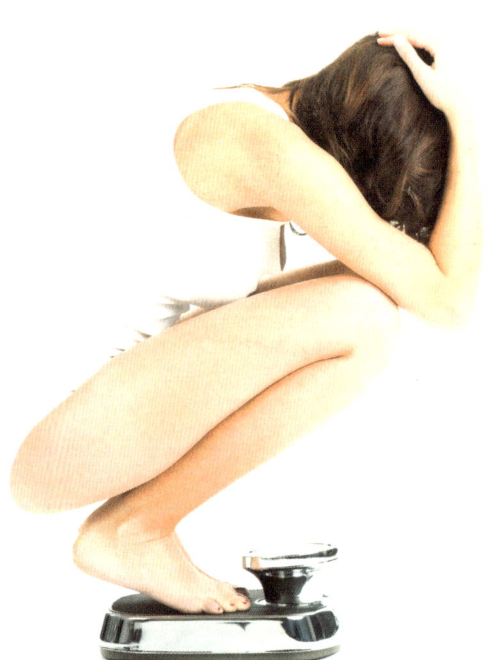

其实，根据科学研究发现，即便是体质相同的一对双胞胎，也可能会一个胖一个瘦，而他们的胖瘦，肯定和体质无关，只和他们的饮食习惯、生活习惯有关。

一句话，减肥失败，只与减肥方式是否正确有关，别把它全都归罪在基因上，因为，先天基因也是可以得到改善的，只要方法得当。

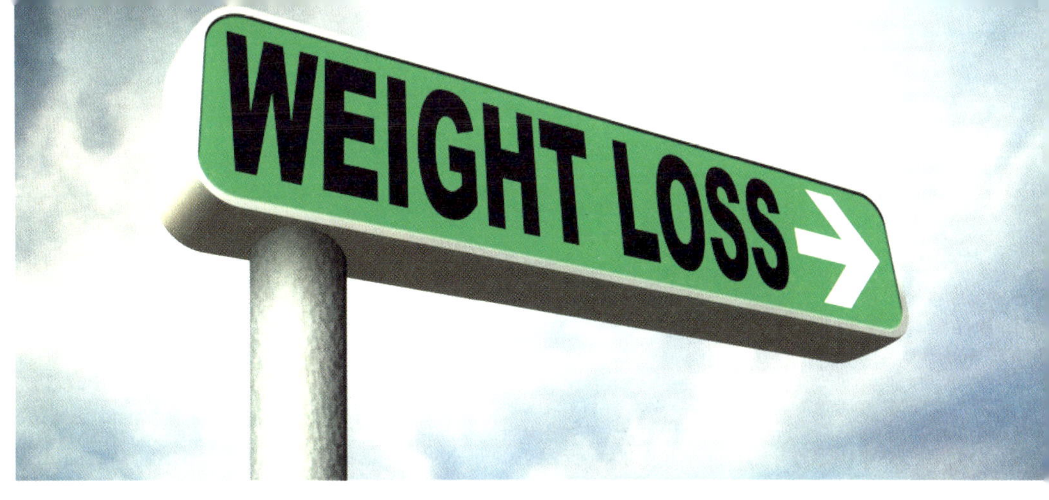

减肥别贪快，越快越易反弹

大家减肥，恨不得今天刚刚开始减肥，明天就要见效。

不是吗？哪个减肥者家里没有备几个体重秤？哪个不是时时刻刻都在往上站，看自己的减肥是不是有成效了，体重轻了就高兴，体重不变就懊恼，若体重不仅没降，反而升了，更是崩溃，说不定马上放弃减肥。

其实，减肥哪有那么快，就是一个人长胖，也不是一朝一夕的事。可很多人不这么想，为了能尽快见到减肥效果，他们选择了快速减肥法，快速减肥法有很多，比如吃减肥药，比如绝对节食或断食，还比如穿塑身衣、瘦腿袜等。

很多吃减肥药减肥的人，刚开始的时候，效果确实挺明显，说不定几天，一周，就能减下去几斤，上十斤。可别高兴得太早，很可能当你满意了自己这个体重，停药后，体重便会发疯般往上涨，这也就是减肥后的反弹。

不仅吃减肥药有可能这样，就是节食也是如此。很多人眼看节食减肥成功，便停止节食，只几天，体重就又回到了节食前，甚至比节食前还重。还有那些穿塑身衣、瘦腿袜的加压减肥法，都是如此，当他们穿上塑身衣、瘦腿袜时，人就变瘦了，可当脱下那塑身衣、瘦腿袜，失去了压力的身体，就像发酵的馒头一样，很快就变胖了。

而且通常用快速减肥法减肥成功的，大多反弹后，身体就像吹了气的气球般，臃肿得厉害，而且再减肥时，反而比第一次更难。

遇到减肥停滞期别放弃

每个人在他的一生中，都会遇到高潮期，也会遇到低潮期。减肥也一样，很多人刚开始减肥时，信心十足，头脑里全是自己减肥成功的美丽形象，而且由于刚开始减肥时，通常效果都比较明显，也就更自信了，自己每天想着多长时间减下去多少斤，多长时间达到完美身材……

然而，减到一定时间，离完美身材还有差不多一半路程时，他们突然发现，他们的体重，停在那里了，怎么减都减不下去了。

为什么会这样？每遇到这种情况，很多人都会心烦气躁，有些甚至有着很深的挫败感，自此放弃减肥的大有人在。

而那些因暂时的减肥停滞而产生放弃念头的，最后都是破罐子破摔，什么都不顾了，大吃大喝，像复仇似的，如此这般，想不反弹都难。

那么，到了这种时候，又要怎么做呢？

当然最先做的就是调整自己心态了，其实减肥遇到停滞期，很像我们工作中遇到“瓶颈”期一样，不要急，不要慌，冷静下来，找出原因。就说我们减肥吧，如果实在找不出减肥为何停滞的原因时，我们就平静接受这种现状，不过，一定不要失去减肥的信心，更不要破罐子破摔。

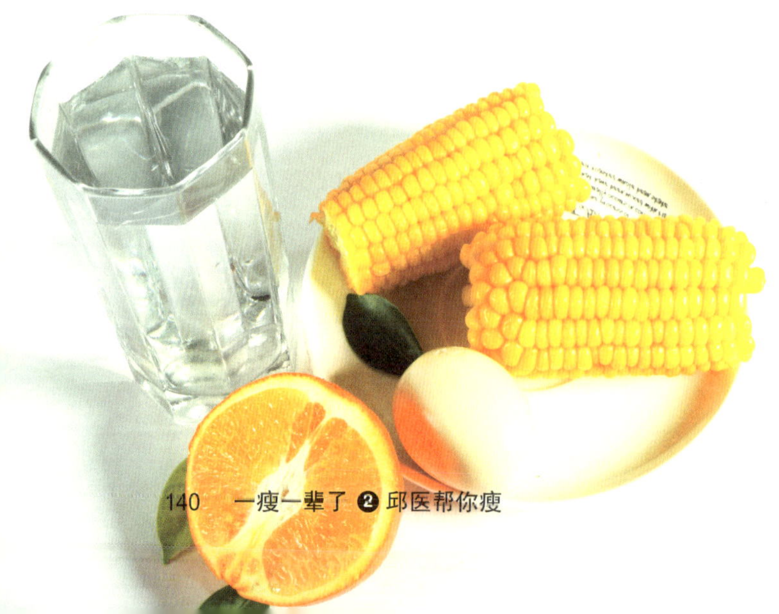

也就是说，仍然按照之前的减肥计划行事，就当体内燃烧脂肪的机器累了，需要休息了，不去催它，等它重新开始工作，重新燃烧脂肪。

拥有了这种心态，即使体重停在了那里，也不会反弹。

前面我们说了，人体是遵守能量守恒定律的，在减肥停滞期，只要我们尽量维持那个状态，让脂肪细胞找不到反弹的机会，也就是增生机会，它们在维持一段时间（也许是几个月，也许半年）后，脂肪细胞还是会慢慢进入减生阶段的。

其实，在减肥的停滞期，并不应该全是沮丧，因为脂肪细胞在处于既不增生，也不减生的状态下时，脂肪细胞中的成纤维会分泌出胶原蛋白和玻尿酸来。

胶原蛋白和玻尿酸对爱美女士来说应该不会陌生，它绝对是个好东西，是个让我们永葆青春的好东西，因此，即使我们的减肥到了停滞期，身体里分泌的胶原蛋白和玻尿酸依然会让我们拥有娇嫩且光滑的皮肤。

所以，遇到减肥停滞期时，坦然点儿，就像对待工作“瓶颈”期、写作“瓶颈”期一样，保持信心，不变初衷，别让体重上升，耐心等待停滞期的结束。

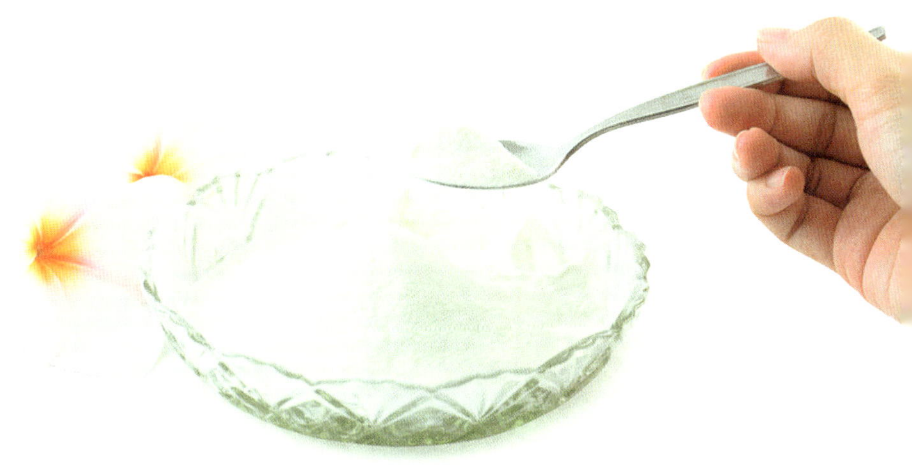

睡眠时间太长太短都易胖

很多人说，睡眠时间太短容易胖，这话不假，不过，睡眠时间太长，同样容易胖。

为什么呢？理由一样。不管是睡眠太长还是太短，都会导致内分泌发生改变，而内分泌的改变又会导致帮助新陈代谢的生长激素和抑制食欲的瘦蛋白分泌不足。

一听这两个激素我们就知道，这是两个帮助我们减肥的激素，它们分泌不足，会给我们的身体带来什么后果，不用说都知道。帮助代谢的生长激素分泌不足，将会导致我们新陈代谢放缓，新陈代谢放缓，又将无法让我们的热量得到充分燃烧，而抑制食欲的瘦蛋白的分泌不足，又让我们食欲大增，怎么可能不发胖？

因此，想减肥，一定要有个好质量的睡眠，且不能太短，也不能太长。

那么，对减肥最有利的睡眠时间又是多少呢？

通常是，晚上睡眠时间不低于6小时，不超过8小时；白天午休最多1小时。

当然，有些人没有白天睡觉的习惯，也没关系，如果晚上睡眠质量很好，有6到8小时睡眠时间，白天不睡也没多大影响。

因此，那些爱睡懒觉的，快起来吧，别找“睡眠太短不利减肥”这样的借口了。

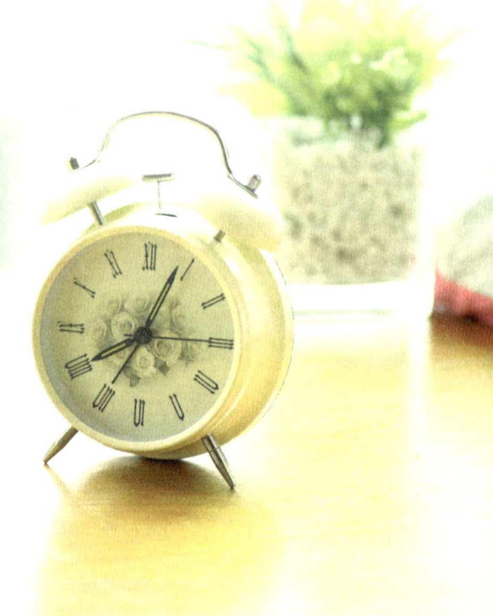

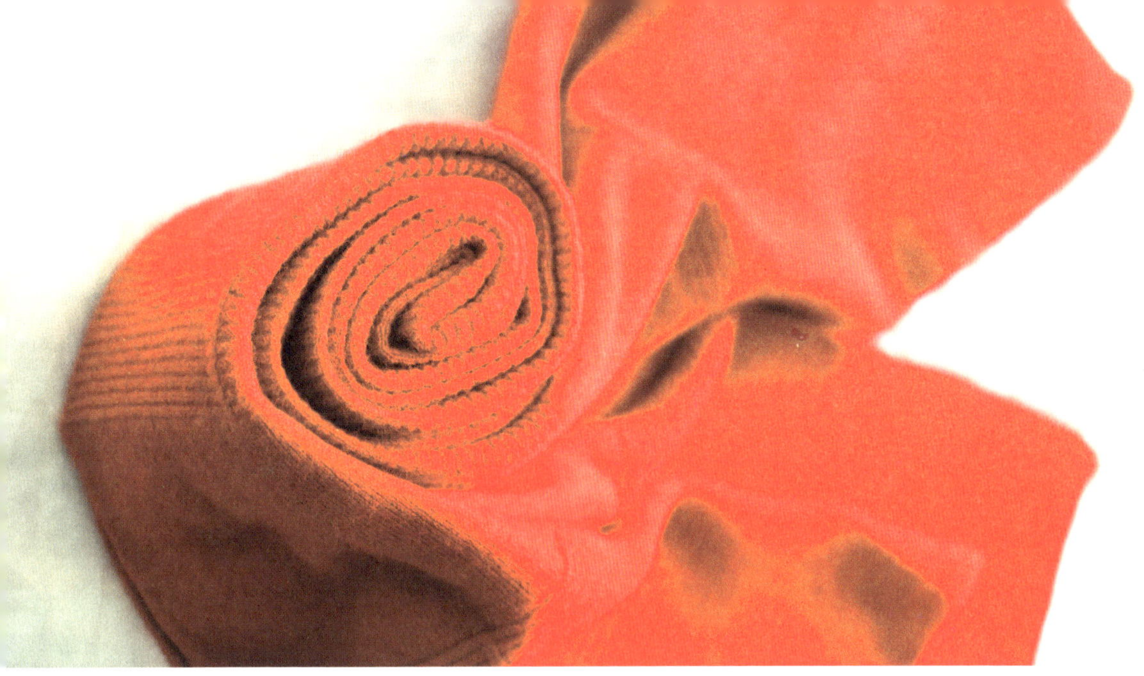

天冷衣服穿太多，对减肥不利

天冷穿衣也对减肥有影响，你知道吗？

2000年年初的时候，医学家做过一个有趣的研究，他们让一个人先在16摄氏度的环境里待着，然后测他身体的代谢速度；然后又让他穿着同样衣服，在22摄氏度的环境里待着，继续测他身体的代谢速度。最后发现，此人在16摄氏度的环境里，比在22摄氏度的环境里的代谢速度提高了近6%。

什么意思？

这就是说，人在低温环境里，身体会燃烧出更多的热量，以便维持体温的恒定。

这个原理和前面我们提到的，洗冷水澡、在冷水池里游泳来减肥是一个道理。

因此，减肥者一定要注意了，天冷时，不要穿太厚的衣服，在保证自己不感冒、不生病的前提下，少穿点儿衣服吧，趁着天冷减减肥，以便能在夏季到来时，穿漂亮的衣裙，展示苗条的身材。

冬天减肥并不难

常听很多爱美女性说，为了用苗条的身材迎接夏天，她们一定要在冬天瘦身。

不过，理想虽美好，现实却很残酷。很多时候，三个月的冬天过去了，当大家都脱下棉衣，换身春装时，她们才发现，自己不仅没能瘦身成功，而且又胖了一圈，那曾经能穿下的春装，也完全穿不上了。

这些让爱美女性崩溃的现实，又是怎么发生的呢？

原来，冬天原本就是一个容易让人发胖的季节。比如说，天气的寒冷，让热量消耗相比夏天会快很多，为了补充流失的热量，我们在饮食的摄取量上，也比夏天多了很多。同时，天气的变冷让很多人都贪恋被窝，躺在被窝里不愿意动，这都导致了生长激素和瘦素分泌不足，更使新陈代谢变得缓慢，不知不觉就胖了。

冬天我们要怎么做，才能瘦身成功呢？

首先肯定是要从饮食做起，尽量让自己的三餐固定，并在三餐之外，不要额外补充高热量的食物。同时，改掉贪睡的毛病。虽然冬天对很多人来说，没有比躺在被窝里更幸福的了，不过，贪睡赖床却也是减肥半途而废的最大元凶。因为我们身体的内分泌，是和睡眠的过多或过少有关的。前面已经说过了，不管是睡眠过多抑或睡眠过少，都不利减肥。因此，最好能将自己的睡眠控制在6～8个小时。

可怎么控制呢？房间太冷了。那就不妨将房间温度调至24～28摄氏度，减小被窝和房间的温度差。试想一下，当躺在被窝里和起床后温度反差不是很大时，我们慢慢也就能改掉赖床的毛病了。

总之，不要把天冷当借口，不要贪吃和贪睡，冬天减肥肯定不是神话。

到底能不能吃减肥药

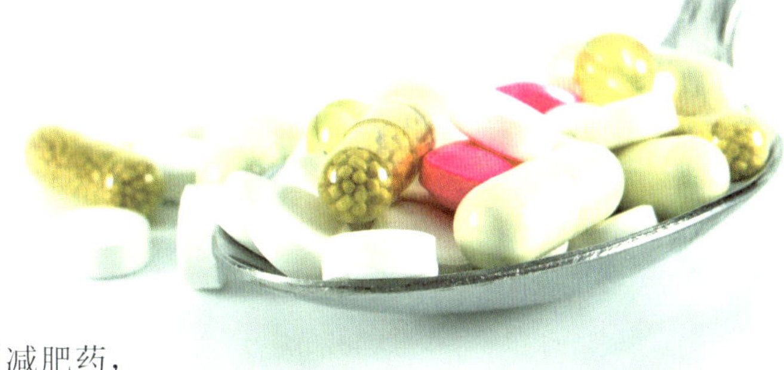

减肥瘦身，很多人喜欢用减肥药，因为它能快速让你的体重减下去。

吃减肥药不是不可以，而是吃的时候，一定要认清楚是否是国家卫生部门许可的，是否是正规厂家出产的药，是否有违禁成分。因为一旦买了三无产品，药里有违禁成分，后果将不堪设想。

先说说什么是减肥药吧！顾名思义就是具有减肥作用的药物。人们之所以喜欢用它，就是因为它能达到快速减肥的目的，能让你很快看到效果。

可减肥药的暴利，让减肥药市场鱼龙混杂，很多人昧着良心，赚取着黑心钱，不顾使用者的身体健康。大家选用减肥药时，一定要慎重。

减肥药通常都有哪几类呢？

根据作用机理，大概分为四类：

第一类属于抑制胃肠道脂肪酶的药物，比如奥利司他，这是目前我国唯一批准可用的减肥类药，主要通过胃与小肠腔内脂肪酶和胰脂肪酶的活性丝氨酸部位形成共价键，使酶的活性减少，让食物中的甘油三酯无法被身体吸收，进而减少热量的摄取，达到减肥目的。

第二类属于抑制食物的药物，比如苯丙胺类药物，它的作用是通过兴奋饱食中枢，让人产生厌食反应，进而让人食欲下降，被动地减少食物摄取量。同时，由于其兴奋作用，使人睡眠减少、消耗增多，进而体重减轻。

第三类属于刺激代谢的药物，比如甲状腺素药物，主要通过提高人体新陈代谢，让脂肪加速分解、消耗，以便减轻体重。此药物，心血管不好者慎用。

第四类属于调节人体酸碱平衡的。此类药物大多通过调节人体的酸碱平衡，以便恢复细胞活力，让身体各机能组织正常运转，达到恢复或瘦身的目的。

目前很多人服用的，大多是第一种，抑制胃肠道的脂肪酶，以便减少身体对食物油脂的吸收，让吃进胃肠道的1/3油脂，从大便里排出。

这也就是为什么吃了减肥药的人，通常排出的大便会有种油汪汪的感觉的原因。

不过，减肥药虽然见效快，却也不是所有人都适合服用的，可服用者，大抵有以下这三种人：

第一，体重超过正常体重30%以上的肥胖者，这种肥胖者已经属于中重度了，可在调节饮食和运动的基础上，服用安全减肥药。

看到了吗？即便是吃减肥药，也是要用调节饮食和运动来配合的。

第二，一些虽然经过了严格饮食控制，体重也有所减轻，但因种种原因，又开始反弹的减肥者，可以辅助减肥药来治疗。

第三，一些不适合饮食控制治疗的，比如有消化系统疾病的肥胖者，还有一些做过胃肠道手术，抑或有胆道疾病的人。

当然，即便是符合这三种条件的减肥者，在减肥时，也要在专业医生的指导下服用减肥药，千万不能盲目使用。

要知道，任何药物都有副作用，减肥药也一样。有些促进新陈代谢的药物，服用者在服用后，会出现心跳加快、口干、心悸等反应，对心血管系统容易产生不利影响；还有些抑制食欲的药物则可能让服用者的食欲中枢受到抑制，容易疲倦和嗜睡等。

总之，这些副作用，有些人反应明显，有些则不明显，这和每个人的个人体质有关。有些副作用严重的，还可能出现休克，甚至死亡，一定要注意。

不要盲目做咖啡水疗减肥法

很多朋友关注最近流行起来的咖啡水疗，人们纷纷传播这种方法可以治疗糖尿病，甚至有人吹嘘说它连癌症都能改善。我在上电视节目之后也听到了这种说法——用咖啡灌肠走水。这基本上跟一般的水疗没有什么差别，只不过它的水疗所用的“水”是咖啡水，从肛门处把一根管子插进去，然后将咖啡水灌到肠子里，让肠内积存的宿便能够尽快排泄出来，而且因为使用了咖啡，所以还会促进新陈代谢。

我想用医学的角度来探讨这样的状况可行不可行。首先，水疗是将水灌进我们的大肠，让里面的大便等废弃物能够顺利排出来，它能改善宿便的问题。可是，在减肥世界中的水疗也存在几个问题。

第一，它排出来的是大便，而不是我们减肥时想要甩走的脂肪。

第二，经常将水分灌进人们的肠道，让肠子中的大便流出来，时间一长就会导致肠子的收缩力变弱，在不进行灌肠的时候，就没有办法让体内的大便等废弃物自然地排解出来，反而会导致更严重的便秘等问题。而且还要冒一个危险，一旦灌久以后，不小心压力太大，还会导致肠穿孔甚至腹膜炎。

所以，基本上我们还是要养成正确的、自然的排解大便的习惯，这才是最健康的做法。

在这个咖啡水疗减肥法中，还强调了咖啡的作用。诚然，咖啡对减肥是有帮助的，我们知道咖啡可以帮助脂肪燃烧得更久，帮助我们的新陈代谢得以提升。可是，大肠本身不是吸收食物的器官，它是排泄的器官，只有小肠才有吸收营养的能力。咖啡水要想借由大肠的黏膜吸入到我们的体内，这个机会是不高的，被吸收的量也不会太多。所以我建议大家，不要盲目跟风地做这种缺乏实践证明的咖啡水疗法。

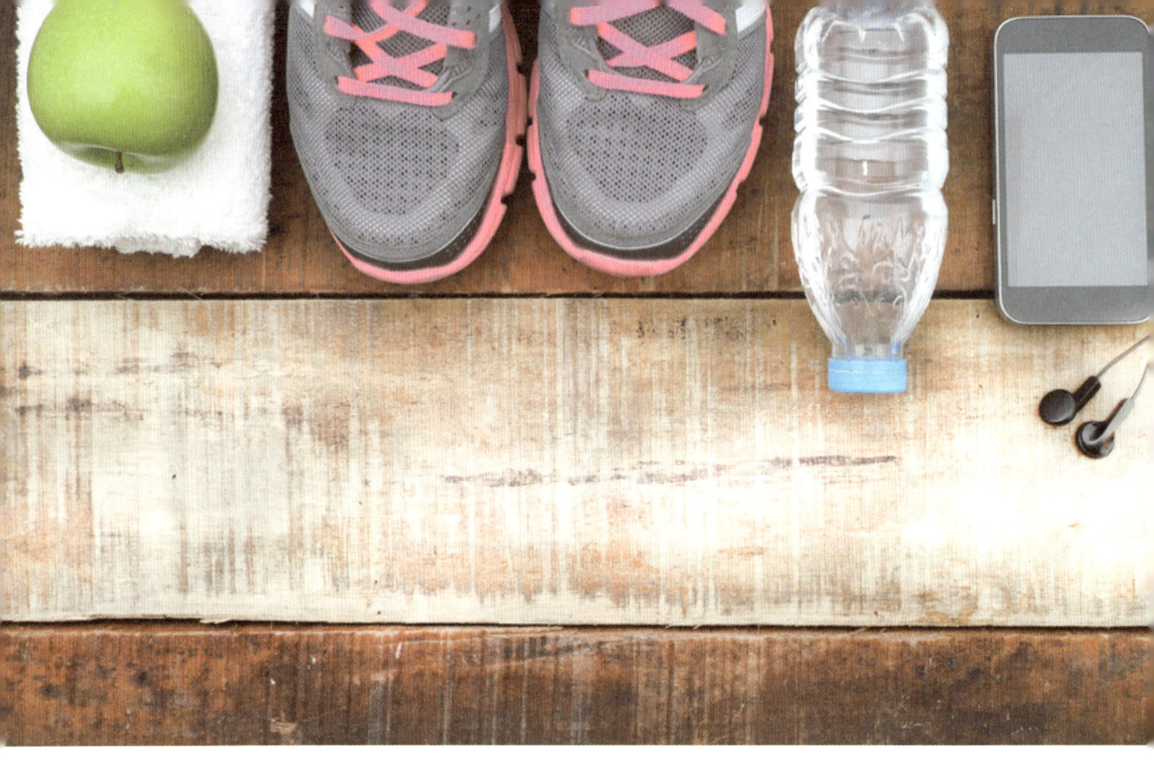

复合式减肥法，比单一式更容易成功

想尽办法要减肥的人很多，但并非人人都能减肥成功，甚至别人成功的减肥方法，挪到我们身上用，也许根本不起作用。

理由很简单，每个人的体质不同，减肥需要采取的方法也就不同。而且很多人之所以能减肥成功，瘦下来，并非只使用了一种减肥方法，可这很多种方法里，有时甚至连我们本人都感觉不到。

因此，别人推荐给我们的办法，也许只是他减肥时使用的一种方法而已。

那么，为什么采用一种减肥方法，不容易见效呢？其实很简单，就是一种方法长时间地用，会让身体对这种方法产生耐受性，进而让效果变弱（这就有些像我们感冒了吃药，有时候，一种药刚开始吃时还很容易见效，可每次感冒都吃这种药，时间一长，再感冒，这种药就不起作用了）。而如果我们同时采用了好几种减肥方法，即便每种方法的效果都不明显，但加在一起，也是能看出一些成果来的。

比如，一个人既采用了某种运动减肥，又在吃上面有所注意。所以虽然那种运动减肥的方式让他燃烧的脂肪一天只有几卡路里，可再加上坚持吃覆盆子干果，又燃烧了几卡路里，算下来，一天也就有十几卡路里脂肪被燃烧了。

那么，如果我们交替采用几种，甚至十种减肥方法的话，一种方法一个月减半斤，十种方法能减下来多少？而且，几种方法交替采用还能让我们不至于厌烦，更能将减肥坚持下去。

所以，要减肥，就选用几种最适合自己的减肥方法，然后交替着做下去吧，总有一天，你会发现自己变成了自己梦寐以求的样子。

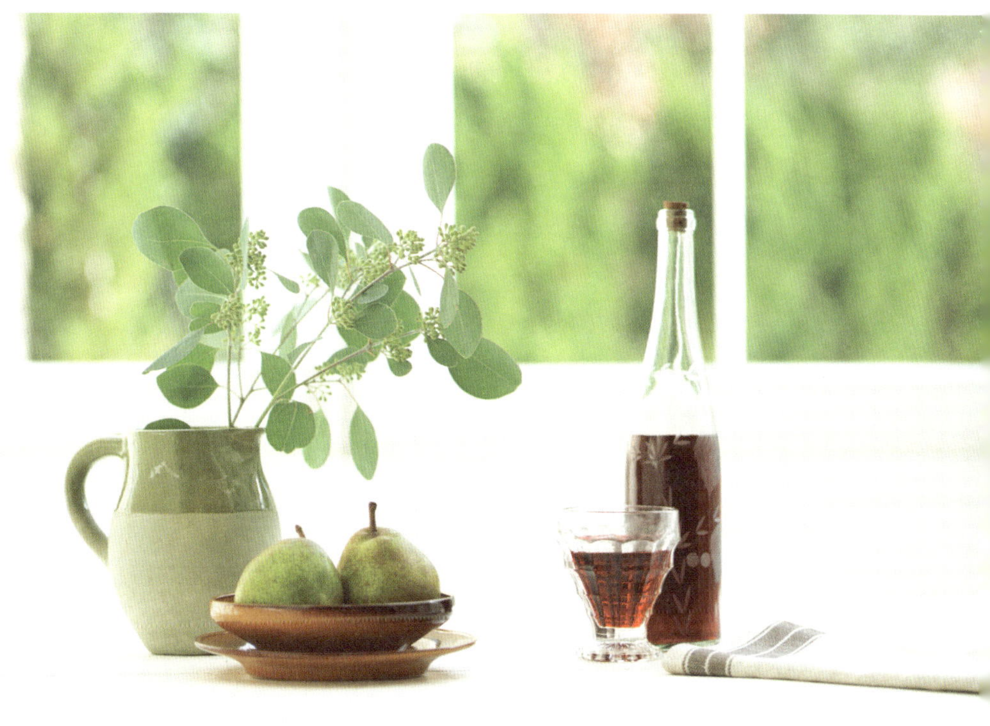

第三节

生活方式的改变3：重金属对健康的全面危害

我们的细胞就像一个齿轮，无数个紧密联结的齿轮夜以继日地运作，构成我们的身体活动，而透过日常饮食与生活习惯在我们体内日积月累的重金属，就像卡在齿轮上的沙子，让我们的细胞运作变得不顺畅，需要耗费更多的营养素和能量来维持我们原本可以轻松进行的运作。

于是，我们的新陈代谢变慢了，出现了一些莫名的筋骨酸痛、皮肤发痒起红疹、吃的明明比以前少却拼了命地发胖、产后身材难以恢复、忧郁症和记忆力衰退等症状。

然而，我们只看到年轻人受孕不易、中年人长肿瘤、老年人失智变严重、孩子的免疫系统出问题，却不知道铝和铅才是影响生殖器官最重要的元素。长期使用的保养品和化妆品中都含有肿瘤的元凶——砷和汞，当这些重金属累积在脑部就会使记忆力减退，当它累积在皮肤或其他脏器里就会造成免疫系统功能低下。

当我们排除了体内这些有毒重金属，亚健康症状就会自然好转，甚至无药而愈！

本节，就让“2016年世界最具影响力的健康专家”——邱正宏医师，为我们分析现代人不可不知的养生排毒新观点。

其实，我们整天都在吸毒

如果你觉得“重金属”三个字与我们的健康关系离得很遥远，那么，你的养生观念可能进入了一个严重误区，需要被大大地翻转。

环保部2009年曾公布一项数据：重金属污染事件使4035人的血中含铅量超标、182人的镉含量超标，32起群体中毒事件。

以一个普通人而言，我们从早上醒来到晚上睡去这段时间，几乎无时无刻不在“吸毒”。一个25岁的白领女性，她上班前所涂抹的保养品与化妆品中含有砷、汞、铅等重金属，附着她的皮肤一整天，而这些重金属日复一日地累积，轻则引起各种皮炎、红疹，重则可能导致皮肤癌，或者对人体最主要的排毒器官——肝、肾造成损害。

然后，这位白领出门上班了，在等公交车的途中吸入的空气与汽车废气中均含有铅，如果她赶时间采用跑步的方式，会将更多的毒素吸入肺泡深处，而铅对人体的影响，轻则引起贫血、血红素不足，重则伤害脑细胞，对婴幼儿的影响尤其大。

更无奈的状况是，铅的半衰期长达20～30年，也就是它一进入我们体内，要花二十几年的时间才能排出去一半，在此期间你的身体还会再累积更多新的铅，持续马拉松式地残害身体的健康。

到公司后，她泡了杯茶提神，开始工作。她将第一杯泡的茶叶水倒掉，企图冲掉残留的农药，然后再用饮水机的热水冲泡一次，这杯浓茶就开始陪伴她一整天的办公时光；就这样，饮水机内部含的铝，加上蛀牙掉了来不及补的镍，随着一口口茶叶里的残留物被吃进了体内。渐渐地，她开始失眠和胃痛，却不知道这可能是沉积在脑神经系统与内脏里的铝、镍、铬等重金属在作怪。

为了准备下午的会议，她开始对着计算机打字，并且不时走向打印机打印文件和装订。为了怕弄湿大量文件，她忍着不敢洗手，而这过程中她的手直接触碰到的印刷品中含有铅、镉、汞等重金属，开始从皮肤侵入体内。

终于完成一天的工作，可以与男朋友约会，共进浪漫晚餐了！含镉米、含汞鲑鱼、含铜葡萄酒、含砷海鲜浓汤、农药残留的生菜沙拉所组成的烛光晚宴，放松了精神压力却加重了健康危害。晚上睡前发现身上起了红疹子，皮肤有些发痒，但她不以为意；久了之后，她开始发现自己越来越容易疲累，全身筋骨酸痛，去看医生又检查不出什么具体毛病。同事说某某胶囊还算灵，吃下去神清气爽，于是接过一颗吞下，心里暗自许愿别刚好吞下毒胶囊得了皮肤癌。

没错！这就是我们生存的现实世界，我们就是在这么整天吸毒的过程中活了数十载，而且几乎不可避免地摄入重金属。毒油、毒奶粉、毒淀粉、工厂排出的毒水种出的毒大米……这些被我们吃进去的重金属，你认为有可能再被我们用吃的方式排出体外吗？

依现有的逻辑来看，就算你能确保所有吃进去的都是最天然有机的食物，而且经过非常长的一段时间搭配运动排毒，都还是不可能做到，因为这些进到我们身体里的重金属，沉积在头皮就会造成掉发秃头；沉积在骨头里就会造成全身酸痛；沉积在脑部就会造成记忆力衰退；沉积在肝脏和肾脏就会造成代谢率下降，形成肥胖、“三高”等症状；沉积在其他器官和血管甚至会形成肿瘤与心血管疾病，而且累积的时间越久越难排除，除非借由有效的疗程，否则单靠食疗是不太可能在短期内排毒且恢复健康的。

现代生活如此忙碌，想要在短期内改善现代人的亚健康与文明病，只要能一次把累积在身体细胞内的大量重金属排出体外，就能在短时间内看到体检数据的变化。

代谢变慢，主因是体内排不出的铅毒

台湾环保单位从1997年起，陆续调查了27条河川底部泥沙中的重金属与其他有机污染物，结果发现约1/3的河川达到严重污染的程度，尤其是“铅”的含量，让台湾河川重金属含量跃居世界第一。

这些受重金属污染的河川，孕育出来的农作物和鱼类，一旦我们吃进体内，就会经由**“生物放大作用”**（Biomagnification）（见下图），在生物链中发生连环式的影响效应。

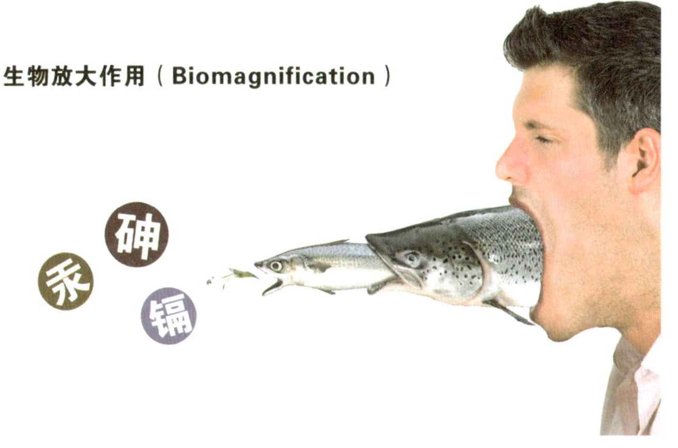

而美国心脏协会期刊*Circulation*曾发表一篇文章，说明“铅”是现代人健康的沉默杀手，人类所有的疾病与死亡都与体内留存的铅含量有关。

科学家经由研究也已经证实，现代人骨头含铅的程度是四百年前人类的1000倍以上，而人体累积重金属的问题起因于环境污染，所以铅中毒已是现代人必须面对却无法避免的生存难题。

铅这个重金属累积在体内，除了使代谢变差、瘦身难度增加，经研究，如果人体蓄积越来越多的有毒重金属，许多慢性肠胃疾病、过敏性鼻炎、异位性皮肤炎、自体免疫疾病、内分泌失调、神经衰弱（如长期疲倦、神经失调、注意力不集中、学习力下降、智力退化、头晕头痛、忧郁焦虑症等脑部相关病症）都会跟着产生。

而研究更发现，大家熟知的高血压、高血糖、高胆固醇、心血管疾病、痛风、自闭症或过动儿，甚至癌症等只能靠长期药物控制或无药可医的慢性重大疾病，其实并非先天遗传体质造成，很有可能是来自于体积存的汞、铅、砷、镉、镍、铝等有毒重金属逐渐引发的。

换句话说，若有办法将这些引起身体功能异常的主要重金属排出体外，以上的症状很可能在短时间内获得改善。这部分，我在本节结束会附上临床治疗案例供读者们参考。

生活中，我们容易接触哪些剧毒

生活中的毒无处不在，虽然我常在节目中告诉大众“少量多样常变化，食安问题无牵挂！”但是，依然有许多的重金属毒素不是透过吃这个管道进入我们身体的，比如金属保温杯、铁筷、钢碗、彩色玩具、唇膏等，只要有毒素接触皮肤就会进入人体，累积毒性。

毒性元素暴露在我们的生活中，影响健康与细胞功能；重金属中毒会使体内的蛋白质凝固，对身体主要的危害表现在神经发育功能、生殖功能、呼吸系统、心脏与血管、肝脏与免疫功能，除了让我们的器官功能退化，还会影响到脑部的认知与情绪表达。

以下这六种重金属，是日常生活中较容易接触的重金属元素来源，提供给读者们注意与避免：

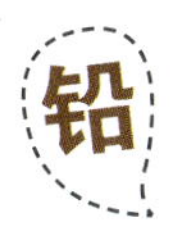

含铅的绘图颜料、油漆、铅笔

含铅中药，或被空气中的铅污染的中草药（如栽种在主要交通干道旁的）

某些化妆品、染发剂

空气污染、水污染、工业化学物质污染

吸管、玩具、家用品（颜色通常会较为鲜艳）

皮蛋（氧化铅）

铅累积在体内，对人体会造成的损害：

1.对成人的影响：损害心、肾、肝、胰等脏器，以及神经系统、骨髓、免疫系统的功能。轻则贫血、便秘或腹泻、胃痛、痛风、食欲缺乏、失眠、忧郁、肌无力或抽搐、牙龈变蓝，口中常有金属异味；重则出现阳痿、不孕等生殖器官的疾病，瘫痪、失忆、疯癫、肝衰竭、昏迷和死亡。

2.对儿童的影响：这是对儿童具高毒性的重金属，能阻碍智力发展，导致过动、阅读障碍、手眼协调差、反射动作慢、生长迟缓、神经系统疾病等。

3.对产妇的影响：铅会经由胎盘侵入胎儿体内，严重的导致婴儿猝死综合征（SIDS）。

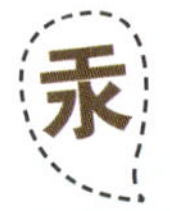

汞

含汞的深海鱼类（体形通常较大）

水银制品（如血压计、体温计、水银灯、电池、真空管、日光灯等）

含汞中药（如朱砂），以及被汞污染的中草药

空气污染、水污染、工业化学物质污染

某些化妆品

补牙用的银粉

红药水、眼药水

含汞的杀虫剂、除霉剂，以及其他化学物质

汞累积在体内，对人体会造成的损害：

1.对成人的影响：汞在自然环境中不会自动分解，且会对脑组织先进攻，它还会导致永久性损害神经系统、记忆力衰退、失明、听觉下降、不孕。无机汞主要伤害的器官为肾脏，有机汞则会危害中枢神经系统，一般而言，有机汞对人体危害较大。日本九州岛熊本县水俣镇曾发生汞中毒事件，就是因为有人食用受甲基汞毒害的鱼类而导致口齿不清、肢体失衡、表情呆滞，最后耳聋眼瞎、精神失常、身体弯曲而亡。

2.对儿童的影响：容易导致湿疹、哮喘、鼻过敏、食物过敏、行为改变（如烦躁或自闭）。

3.对产妇的影响：汞会经由胎盘侵入胎儿体内，伤害成长中的胎儿脑部，严重会导致死胎、畸胎、流产或使产妇生出脑瘫儿。

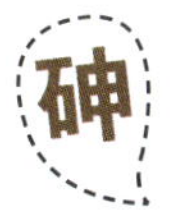

含砷或被砷污染的药物、中药（如雄黄）、农药

海鲜类食物［如鱼类、贝类、藻类、甲壳类（虾、蟹）］

饮用地下水

稻米、酒、烟

某些保养品

砷累积在体内，对人体会造成的损害：

1.砷是个常见的致癌物质，曾引发的癌症案例有：肝癌、肾癌、血癌、阴囊癌、淋巴癌等。此外，长期饮用含砷量偏高的深井水，被怀疑是乌脚病的主要成因。

2.砷毒累积量轻时，已开始影响神经系统，皮肤和肝功能也会经常出现状况。

3.如果经常有意识不清、成天昏睡、肌肉容易抽筋痉挛、腹痛、恶心、呕吐、尿血、皮炎、脱发、指甲颜色改变等情况，就要意识到是否为重金属的影响，要及早预防和治疗。

镉

水污染、空气污染、工业污染，以及被镉污染的农作物与中药

深海贝类（如牡蛎、扇贝、贻贝）

动物内脏（如鸡肝、猪肾等）

抽烟

镉累积在体内，对人体会造成的损害：

1.镉常通过食物链进入人体，摄取过量会引起慢性中毒。它最先打击的器官是肾脏，对肾脏有急性之伤害。它会在人体形成镉硫蛋白再通过血液到达全身，然后积聚在肾和肝脏中。

2.在临床上，镉中毒的早期症状包括恶心、呕吐或腹痛，若是吸入大量的“镉微尘”，会导致急性化学肺炎、肺气肿、肾衰竭并衍生尿毒症。

3.镉不仅会破坏神经系统，还会让全身骨头酸痛，尤其会加速在停经期的妇女骨骼的钙质流失、骨折甚至变形，患者全身会感到剧痛，因而称为“痛痛病”。

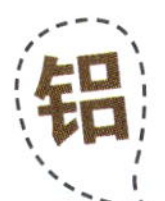

染发剂，尤其染白发的

易拉罐饮料

婴儿配方奶粉

铝累积在体内，对人体会造成的损害：

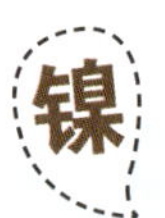

常见的临床表现有：损害神经系统、阿尔茨海默症（老年性痴呆）、记忆衰退、神经紧张、癫痫、心智衰退、语无伦次、平衡感丧失、头晕、手脚麻痹、钙质代谢不良、骨质疏松、软骨病、腹绞痛、便秘、损害肾与肝、肌肉疼痛、体虚等。

镍

- 镍镉电池
- 假牙
- 钱币（镍币）
- 项链与手链等饰品
- 耐热、耐腐蚀的厨房用具等
- 电镀镀镍
- 水泥

镍累积在体内，对人体会造成的损害：

大家记得苏联诺里尔斯克吗？它是世界最大的炼镍厂，于2001年起彻底关闭。虽然至今仍无法确定哪些镍化合物是人体致癌物，但炼镍厂的工人与暴露在硫化镍、氧化镍等不溶性镍化合物的员工，罹患肺癌的危险性较其他行业高。一般最短暴露时间约6个月，而最长潜伏期约20年。常见的临床表现为：轻则引发过敏性接触性皮肤炎、气喘及鼻窦炎、筛状鼻窦炎、气管炎、支气管炎等，重则导致肺癌。

镍还是最常见的致敏性金属，约有20%的人对镍离子过敏，女性患者的人数要高于男性患者。镍离子可以通过毛孔和皮脂腺渗透，引起皮肤过敏、发炎，临床表现为皮炎和湿疹。可怕的是，镍过敏通常能无限期持续，压力、汗水、空气中的湿度与摩擦都会加重镍过敏的症状。镍过敏性皮炎，临床表现为瘙痒、丘疹性或丘疹水疱性皮炎，伴有苔藓化。

我们生活在现代化的社会，环境正在急速地复杂化，所以有许多观念必须随时代而改变。

比如，以前我们会认为女人来月事就是在帮忙做体内大扫除，排除不好的东西，所以女人身体里的毒素比男人少。但对比排除重金属疗程的诸多案例之后，发现女人排出的重金属普遍比男人多（女人六项重金属之中平均有四项超标，男人有三项）。

再者，从报告中发现，未必年纪轻轻身体的毒素就比老年人少，因为报告对比后显示，20岁左右的年轻人比50岁左右的中年人重金属排出量更多！

快速建立适合目前环境的新观念，使用最适合现代人养生的新方式，才能真正达到保健甚至抗癌的效果。

排除体内重金属，就能抗癌

这么多的重金属，对身体影响最大的应该是铅，因为它除了无所不在之外，半衰期长达20多年，等于我们的一生都在受铅中毒的危害。

台湾有一位已故的侠医——林杰梁医师，他一生都在与癌对抗，并积极参与各项毒害研究；而他与林口长庚医院共同合作，2年间针对341位年龄介于28到44岁的不孕症男性进行了生殖毒研究，排除从事与铅相关的职业，以及吸烟、肥胖等可能干扰因子后，进行精液采样分析。

研究结果发现，男性精液中的铅浓度与精虫数量成反比，也就是说：男性体内的重金属铅含量越多，精虫数就越少，影响受孕的概率就提高。这项研究首度证实重金属铅与精虫浓度之间的相关性，因此受到《生殖生物学与内分泌学》期刊的重视并刊登发表。

许多人会把不孕的主因归咎到工作压力大、无法放松这样的精神层面问题，能选择的只有花大钱和忍受身体的痛苦做人工受孕，做一个试管婴儿成功的历程是要费尽辛苦的。其实，只要设法排除体内的含铅量，说不定很快就能自然受孕了。

目前排除体内重金属所采取的方法是“螯合疗法”（Chelation Therapy），经由专业医师的指导，使用输液与针剂的方式，在2小时左右的时间内将体内的重金属抓取出来，借由尿液排出体外。这样简易的方式，能避免使用大型仪器需要彻式消毒以免引发败血症的问题，也更能配合现代人忙碌的生活形态，让身体机能在极短的时间内得到调整。

螯合疗法（Chelation Therapy）

针对汞、铅、砷、铝、镉、镊的重金属螯合：

Metal	1ST Choice	2ST Choice
Inorg. Mercury	DMPS	DMSA
Org. Mercury	DMSA / DMPS	
Lead	DMSA / EDTA	DMPS
Arsenic	DMPS	DMSA
Cadmium	EDTA	DMPS

Calcium EDTA / Disodium EDTA

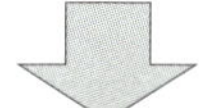

替代方案

DMSA + HidoNAC + Glutathione + Mega-Min

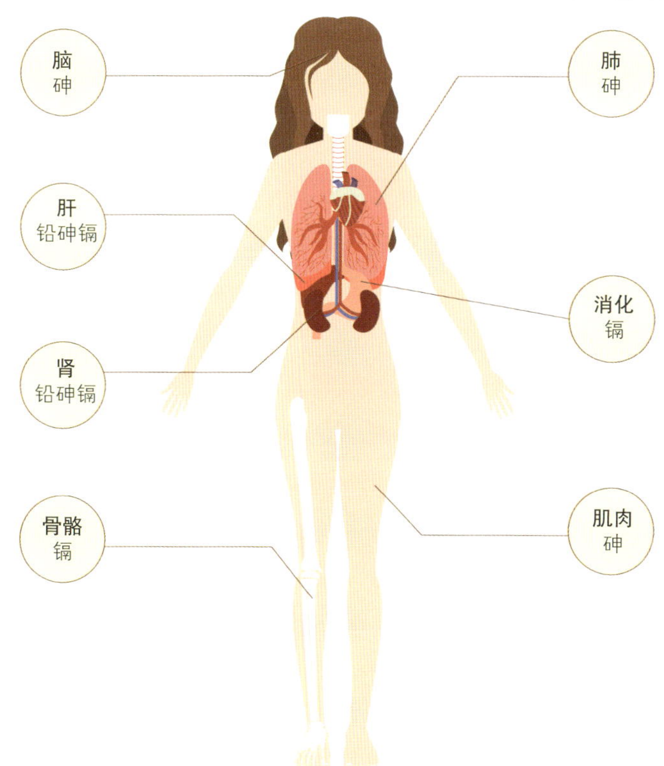

不孕症、落发、肿瘤、失智……现代人的亚健康对策

排除重金属疗程的主要功效，是协助将体内有害的重金属如铅、镉、汞、砷、铝、镍等排出体外，而这些重金属主要是由于现代环境中空气、水源污染、经由食物摄取或化妆品所造成。注射的药剂合并重金属产生化合作用，透过尿液排出体外；并于重金属疗程后补充高单位的维生素、氨基酸、胜肽等身体重要元素，让现代人用最简单、轻松的方式，摆脱亚健康的困扰，重返健康与活力。

建议治疗的对象，大致可分为以下几类：

一、心血管相关疾病患者，如高血压、心律不齐、冠状动脉硬化及阻塞，如心绞痛、心肌梗死，可取代或延缓冠状动脉绕道手术。

二、有注意力降低、记忆力减退现象，如癫痫、帕金森症、阿尔茨海默症、中风、四肢麻痹等。

三、肝肾功能欠佳者，如急慢性肝炎（如B型肝炎）、肝硬化等。

四、皮肤易干痒、过敏，免疫功能较差或异常者。

五、循环及代谢差，如糖尿病、下肢溃烂及坏疽、手脚冰冷、阳痿、胆固醇及三酸甘油酯过高等。

六、其他：降低癌症的发生，抗衰老、眼睛退化及病变，改善情绪方面的疾病，经常掉发、疲惫沮丧、忧郁、外食族、不孕症等。

每次重金属排除过程，约进行2至3小时，在7至10天内进行3次治疗，即有明显的改善，这样就完成一个疗程；若希望达到更好的效果，可视个人状况隔一段时间后再进行一次疗程。

案例解析：排除毒素之后，我们身体会发生的奇迹转变

这是四个台北市20多岁年轻人的案例，进行一次排除重金属疗程后，约10天的时间正常饮食，血糖值和胆固醇数值均大幅下降。

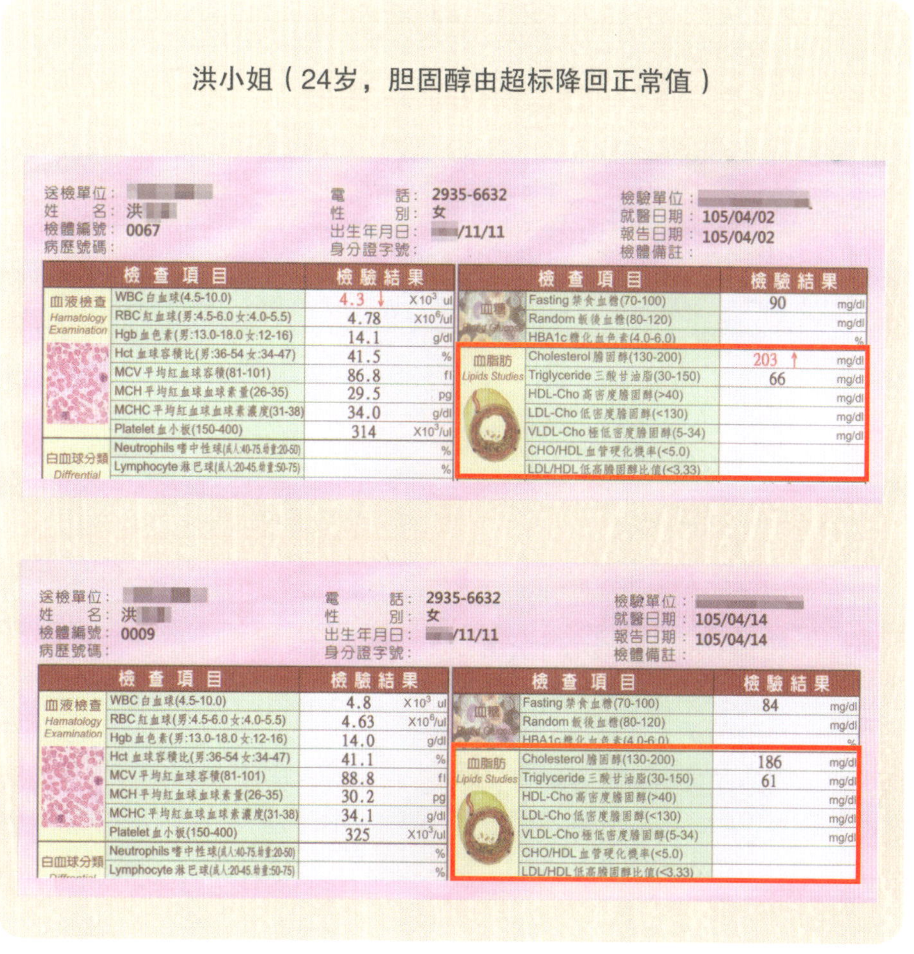

洪小姐（24岁，胆固醇由超标降回正常值）

送檢單位：
姓　　名：洪
檢體編號：0067
病歷號碼：
電　　話：2935-6632
性　　別：女
出生年月日：/11/11
身分證字號：
檢驗單位：
就醫日期：105/04/02
報告日期：105/04/02
檢體備註：

	檢查項目	檢驗結果	
血液檢查 Hamatology Examination	WBC 白血球(4.5-10.0)	4.3 ↓	X10³ ul
	RBC 紅血球(男:4.5-6.0 女:4.0-5.5)	4.78	X10⁶/ul
	Hgb 血色素(男:13.0-18.0 女:12-16)	14.1	g/dl
	Hct 血球容積比(男:36-54 女:34-47)	41.5	%
	MCV 平均紅血球容積(81-101)	86.8	fl
	MCH 平均紅血球血球素量(26-35)	29.5	pg
	MCHC 平均紅血球血球素濃度(31-38)	34.0	g/dl
	Platelet 血小板(150-400)	314	X10³/ul
白血球分類 Diffrential	Neutrophils 嗜中性球(成人:40-75.幼童:20-50)		%
	Lymphocyte 淋巴球(成人:20-45.幼童:50-75)		%

	檢查項目	檢驗結果	
血糖	Fasting 禁食血糖(70-100)	90	mg/dl
	Random 飯後血糖(80-120)		mg/dl
	HBA1c 糖化血色素(4.0-6.0)		%
血脂肪 Lipids Studies	Cholesterol 膽固醇(130-200)	203 ↑	mg/dl
	Triglyceride 三酸甘油脂(30-150)	66	mg/dl
	HDL-Cho 高密度膽固醇(>40)		mg/dl
	LDL-Cho 低密度膽固醇(<130)		mg/dl
	VLDL-Cho 極低密度膽固醇(5-34)		mg/dl
	CHO/HDL 血管硬化機率(<5.0)		
	LDL/HDL 低高膽固醇比值(<3.33)		

送檢單位：
姓　　名：洪
檢體編號：0009
病歷號碼：
電　　話：2935-6632
性　　別：女
出生年月日：/11/11
身分證字號：
檢驗單位：
就醫日期：105/04/14
報告日期：105/04/14
檢體備註：

	檢查項目	檢驗結果	
血液檢查 Hamatology Examination	WBC 白血球(4.5-10.0)	4.8	X10³ ul
	RBC 紅血球(男:4.5-6.0 女:4.0-5.5)	4.63	X10⁶/ul
	Hgb 血色素(男:13.0-18.0 女:12-16)	14.0	g/dl
	Hct 血球容積比(男:36-54 女:34-47)	41.1	%
	MCV 平均紅血球容積(81-101)	88.8	fl
	MCH 平均紅血球血球素量(26-35)	30.2	pg
	MCHC 平均紅血球血球素濃度(31-38)	34.1	g/dl
	Platelet 血小板(150-400)	325	X10³/ul
白血球分類	Neutrophils 嗜中性球(成人:40-75.幼童:20-50)		%
	Lymphocyte 淋巴球(成人:20-45.幼童:50-75)		%

	檢查項目	檢驗結果	
血糖	Fasting 禁食血糖(70-100)	84	mg/dl
	Random 飯後血糖(80-120)		mg/dl
	HBA1c 糖化血色素(4.0-6.0)		%
血脂肪 Lipids Studies	Cholesterol 膽固醇(130-200)	186	mg/dl
	Triglyceride 三酸甘油脂(30-150)	61	mg/dl
	HDL-Cho 高密度膽固醇(>40)		mg/dl
	LDL-Cho 低密度膽固醇(<130)		mg/dl
	VLDL-Cho 極低密度膽固醇(5-34)		mg/dl
	CHO/HDL 血管硬化機率(<5.0)		
	LDL/HDL 低高膽固醇比值(<3.33)		

陈先生（28岁，胆固醇与饭前血糖，由超标降回正常值）

住址:		電話:2935-6632	傳真:2935-1267
姓名: 陳	性別: 男	工作號:000061	檢體備註:
病歷號碼:	生日: /10/22	檢驗日期:105/04/02	就醫日期:105/04/01

檢 查 項 目	中 文 名 稱	檢 查 結 果	單 位	參 考 值
【血脂肪檢查】				
T-Cholesterol	總膽固醇	201 ↑	mg/dL	130-200
Triglyceride	中性脂肪	72	mg/dL	30-150
HDL-Cholesterol	高密度膽固醇	70	mg/dL	>40
LDL-Cholesterol	低密度膽固醇	93	mg/dL	<130

送檢單位：		電　　話：	2935-6632	檢驗單位：	
姓　　名：	陳	性　　別：	男	就醫日期：	105/04/14
檢體編號：	0011	出生年月日：	/10/22	報告日期：	105/04/14
病歷號碼：		身分證字號：		檢體備註：	

檢 查 項 目		檢 驗 結 果	
血液檢查 Hamatology Examination	WBC 白血球(4.5-10.0)	3.5 ↓	X10³ ul
	RBC 紅血球(男:4.5-6.0 女:4.0-5.5)	6.45 ↑	X10⁶/ul
	Hgb 血色素(男:13.0-18.0 女:12-16)	13.8	g/dl
	Hct 血球容積比(男:36-54 女:34-47)	44.5	%
	MCV 平均紅血球容積(81-101)	69.0 ↓	fl
	MCH 平均紅血球血球素量(26-35)	21.4 ↓	pg
	MCHC 平均紅血球血球素濃度(31-38)	31.0	g/dl
	Platelet 血小板(150-400)	245	X10³/ul
白血球分類	Neutrophils 嗜中性球(成人:40-75.幼童:20-50)		%
	Lymphocyte 淋巴球(成人:20-45.幼童:50-75)		%

檢 查 項 目		檢 驗 結 果	
血糖	Fasting 禁食血糖(70-100)	85	mg/dl
	Random 飯後血糖(80-120)		mg/dl
	HBA1c 糖化血色素(4.0-6.0)		%
血脂肪 Lipids Studies	Cholesterol 膽固醇(130-200)	178	mg/dl
	Triglyceride 三酸甘油脂(30-150)	42	mg/dl
	HDL-Cho 高密度膽固醇(>40)		mg/dl
	LDL-Cho 低密度膽固醇(<130)		mg/dl
	VLDL-Cho 極低密度膽固醇(5-34)		mg/dl
	CHO/HDL 血管硬化機率(<5.0)		
	LDL/HDL 低高膽固醇比值(<3.33)		

魏小姐（25岁，胆固醇虽仍超标，但数值明显下降）

送檢單位：　　電　話：2935-6632　　檢驗單位：
姓　名：魏　　性　別：女　　就醫日期：105/04/01
檢體編號：0059　　出生年月日：/03/13　　報告日期：105/04/02
病歷號碼：　　身分證字號：　　檢體備註：

	檢查項目	檢驗結果	
血液檢查 Hamatology Examination	WBC 白血球(4.5-10.0)	4.2 ↓	X10³ ul
	RBC 紅血球(男:4.5-6.0 女:4.0-5.5)	4.89	X10⁶/ul
	Hgb 血色素(男:13.0-18.0 女:12-16)	14.0	g/dl
	Hct 血球容積比(男:36-54 女:34-47)	42.4	%
	MCV 平均紅血球容積(81-101)	86.7	fl
	MCH 平均紅血球血球素量(26-35)	28.6	pg
	MCHC 平均紅血球血球素濃度(31-38)	33.0	g/dl
	Platelet 血小板(150-400)	306	X10³/ul
白血球分類	Neutrophils 嗜中性球(成人40-75,兒童20-50)		%
	Lymphocyte 淋巴球(成人20-45,兒童50-75)		%

	檢查項目	檢驗結果	
血糖	Fasting 禁食血糖(70-100)	89	mg/dl
	Random 飯後血糖(80-120)		mg/dl
	HBA1c 糖化血色素(4.0-6.0)		%
血脂肪 Lipids Studies	Cholesterol 膽固醇(130-200)	227 ↑	mg/dl
	Triglyceride 三酸甘油脂(30-150)	51	mg/dl
	HDL-Cho 高密度膽固醇(>40)		mg/dl
	LDL-Cho 低密度膽固醇(<130)		mg/dl
	VLDL-Cho 極低密度膽固醇(5-34)		mg/dl
	CHO/HDL 血管硬化機率(<5.0)		
	LDL/HDL 低高膽固醇比值(<3.33)		

送檢單位：　　電　話：2935-6632　　檢驗單位：
姓　名：魏　　性　別：女　　就醫日期：105/04/14
檢體編號：0008　　出生年月日：/03/13　　報告日期：105/04/14
病歷號碼：　　身分證字號：　　檢體備註：

	檢查項目	檢驗結果	
血液檢查 Hamatology Examination	WBC 白血球(4.5-10.0)	5.8	X10³ ul
	RBC 紅血球(男:4.5-6.0 女:4.0-5.5)	4.93	X10⁶/ul
	Hgb 血色素(男:13.0-18.0 女:12-16)	14.6	g/dl
	Hct 血球容積比(男:36-54 女:34-47)	43.6	%
	MCV 平均紅血球容積(81-101)	88.4	fl
	MCH 平均紅血球血球素量(26-35)	29.6	pg
	MCHC 平均紅血球血球素濃度(31-38)	33.5	g/dl
	Platelet 血小板(150-400)	290	X10³/ul
白血球分類	Neutrophils 嗜中性球(成人40-75,兒童20-50)		%
	Lymphocyte 淋巴球(成人20-45,兒童50-75)		%

	檢查項目	檢驗結果	
血糖	Fasting 禁食血糖(70-100)	86	mg/dl
	Random 飯後血糖(80-120)		mg/dl
	HBA1c 糖化血色素(4.0-6.0)		%
血脂肪 Lipids Studies	Cholesterol 膽固醇(130-200)	217 ↑	mg/dl
	Triglyceride 三酸甘油脂(30-150)	80	mg/dl
	HDL-Cho 高密度膽固醇(>40)		mg/dl
	LDL-Cho 低密度膽固醇(<130)		mg/dl
	VLDL-Cho 極低密度膽固醇(5-34)		mg/dl
	CHO/HDL 血管硬化機率(<5.0)		
	LDL/HDL 低高膽固醇比值(<3.33)		

许小姐（25岁，胆固醇虽仍超标，但数值明显下降）

送檢單位：　　　　電　　話：2935-6632　　　　檢驗單位：
姓　　名：許　　　性　　別：女　　　　　　　就醫日期：105/04/01
檢體編號：0060　　出生年月日：/12/04　　　　報告日期：105/04/02
病歷號碼：　　　　身分證字號：　　　　　　　檢體備註：

檢查項目		檢驗結果	
血液檢查 Hamatology Examination	WBC 白血球(4.5-10.0)	6.9	X10^3 ul
	RBC 紅血球(男:4.5-6.0 女:4.0-5.5)	5.05	X10^6/ul
	Hgb 血色素(男:13.0-18.0 女:12-16)	14.2	g/dl
	Hct 血球容積比(男:36-54 女:34-47)	43.3	%
	MCV 平均紅血球容積(81-101)	85.7	fl
	MCH 平均紅血球血球素量(26-35)	28.1	pg
	MCHC 平均紅血球血球素濃度(31-38)	32.8	g/dl
	Platelet 血小板(150-400)	277	X10^3/ul
白血球分類 Diffrential	Neutrophils 嗜中性球(成人:40-75,幼童:20-50)		%
	Lymphocyte 淋巴球(成人:20-45,幼童:50-75)		%

檢查項目		檢驗結果	
血糖	Fasting 禁食血糖(70-100)	93	mg/dl
	Random 飯後血糖(80-120)		mg/dl
	HBA1c 糖化血色素(4.0-6.0)		%
血脂肪 Lipids Studies	Cholesterol 膽固醇(130-200)	270 ↑	mg/dl
	Triglyceride 三酸甘油脂(30-150)	47	mg/dl
	HDL-Cho 高密度膽固醇(>40)	69	mg/dl
	LDL-Cho 低密度膽固醇(<130)	146 ↑	mg/dl
	VLDL-Cho 極低密度膽固醇(5-34)		mg/dl
	CHO/HDL 血管硬化機率(<5.0)		
	LDL/HDL 低高膽固醇比值(<3.33)		

送檢單位：　　　　電　　話：2935-6632　　　　檢驗單位：
姓　　名：許　　　性　　別：女　　　　　　　就醫日期：105/04/14
檢體編號：0010　　出生年月日：/12/04　　　　報告日期：105/04/14
病歷號碼：　　　　身分證字號：　　　　　　　檢體備註：

檢查項目		檢驗結果	
血液檢查 Hamatology Examination	WBC 白血球(4.5-10.0)	8.1	X10^3 ul
	RBC 紅血球(男:4.5-6.0 女:4.0-5.5)	4.29	X10^6/ul
	Hgb 血色素(男:13.0-18.0 女:12-16)	12.9	g/dl
	Hct 血球容積比(男:36-54 女:34-47)	38.5	%
	MCV 平均紅血球容積(81-101)	89.7	fl
	MCH 平均紅血球血球素量(26-35)	30.1	pg
	MCHC 平均紅血球血球素濃度(31-38)	33.5	g/dl
	Platelet 血小板(150-400)	240	X10^3/ul
白血球分類 Diffrential	Neutrophils 嗜中性球(成人:40-75,幼童:20-50)		%
	Lymphocyte 淋巴球(成人:20-45,幼童:50-75)		%

檢查項目		檢驗結果	
血糖	Fasting 禁食血糖(70-100)	71	mg/dl
	Random 飯後血糖(80-120)		mg/dl
	HBA1c 糖化血色素(4.0-6.0)		%
血脂肪 Lipids Studies	Cholesterol 膽固醇(130-200)	236 ↑	mg/dl
	Triglyceride 三酸甘油脂(30-150)	40	mg/dl
	HDL-Cho 高密度膽固醇(>40)	65	mg/dl
	LDL-Cho 低密度膽固醇(<130)	129	mg/dl
	VLDL-Cho 極低密度膽固醇(5-34)		mg/dl
	CHO/HDL 血管硬化機率(<5.0)		
	LDL/HDL 低高膽固醇比值(<3.33)		

这是一位来自大陆年仅33岁的女性案例，六项重金属检测全部超标，显示生活的环境已让她体内累积过多的毒素，导致受孕不易。

林小姐（33岁，六种重金属大量排出，铝含量更超出正常值20倍）

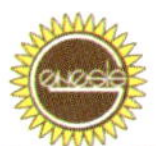

Toxic Element Clearance Profile

姓　　名：林

性　　別：女

病歷號碼：

採檢日期：2016 年 04 月 07 日

送檢單位：

報告日期：2016 年 04 月 12 日

毒性元素—螯合前

元素	數值	參考值
Aluminum Al 鋁	11.1	0–25.0
Arsenic As 砷	668	0–120.0
Cadmium Cd 鎘	2.55	0–1.50
Lead Pb 鉛	2.89	0–3.0
Mercury Hg 汞	5.11	0–5.0
Nickel Ni 鎳	6.10	0–12.0

單位：ug/g-creatinine

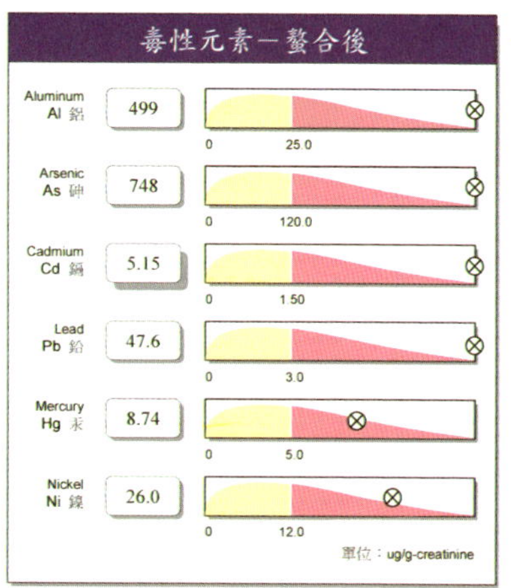

毒性元素—螯合後

元素	數值	參考值
Aluminum Al 鋁	499	0–25.0
Arsenic As 砷	748	0–120.0
Cadmium Cd 鎘	5.15	0–1.50
Lead Pb 鉛	47.6	0–3.0
Mercury Hg 汞	8.74	0–5.0
Nickel Ni 鎳	26.0	0–12.0

單位：ug/g-creatinine

这是一对旅居日本的华人夫妻排毒案例，因为丈夫心律不齐、装有心脏节律器，所以平常就注重养生。一次疗程后，他们惊讶于体内排出的大量重金属，近年来（日本“3·11”地震、福岛核电厂事件后）头晕、失眠、全身筋骨莫名酸疼等健康状况明显改善。

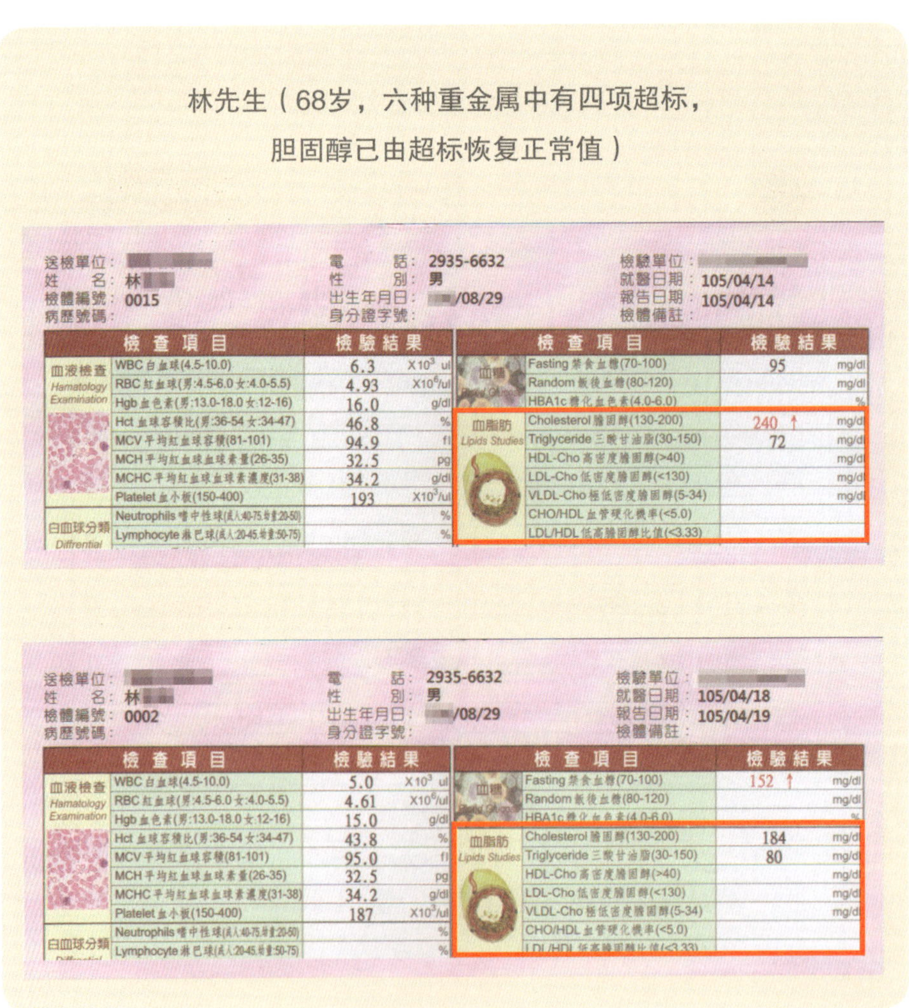

林先生（68岁，六种重金属中有四项超标，胆固醇已由超标恢复正常值）

送檢單位：
姓　　名：林
檢體編號：0015
病歷號碼：
電　　話：2935-6632
性　　別：男
出生年月日：/08/29
身分證字號：
檢驗單位：
就醫日期：105/04/14
報告日期：105/04/14
檢體備註：

	檢查項目	檢驗結果	
血液檢查 Hamatology Examination	WBC 白血球(4.5-10.0)	6.3	X10^3 ul
	RBC 紅血球(男:4.5-6.0 女:4.0-5.5)	4.93	X10^6/ul
	Hgb 血色素(男:13.0-18.0 女:12-16)	16.0	g/dl
	Hct 血球容積比(男:36-54 女:34-47)	46.8	%
	MCV 平均紅血球容積(81-101)	94.9	fl
	MCH 平均紅血球血球素量(26-35)	32.5	pg
	MCHC 平均紅血球血球素濃度(31-38)	34.2	g/dl
	Platelet 血小板(150-400)	193	X10^3/ul
白血球分類 Diffrential	Neutrophils 嗜中性球(成人40-75,幼童20-50)		%
	Lymphocyte 淋巴球(成人20-45,幼童50-75)		%

	檢查項目	檢驗結果	
血糖	Fasting 禁食血糖(70-100)	95	mg/dl
	Random 飯後血糖(80-120)		mg/dl
	HBA1c 糖化血色素(4.0-6.0)		%
血脂肪 Lipids Studies	Cholesterol 膽固醇(130-200)	240 ↑	mg/dl
	Triglyceride 三酸甘油脂(30-150)	72	mg/dl
	HDL-Cho 高密度膽固醇(>40)		mg/dl
	LDL-Cho 低密度膽固醇(<130)		mg/dl
	VLDL-Cho 極低密度膽固醇(5-34)		mg/dl
	CHO/HDL 血管硬化機率(<5.0)		
	LDL/HDL 低高膽固醇比值(<3.33)		

送檢單位：
姓　　名：林
檢體編號：0002
病歷號碼：
電　　話：2935-6632
性　　別：男
出生年月日：/08/29
身分證字號：
檢驗單位：
就醫日期：105/04/18
報告日期：105/04/19
檢體備註：

	檢查項目	檢驗結果	
血液檢查 Hamatology Examination	WBC 白血球(4.5-10.0)	5.0	X10^3 ul
	RBC 紅血球(男:4.5-6.0 女:4.0-5.5)	4.61	X10^6/ul
	Hgb 血色素(男:13.0-18.0 女:12-16)	15.0	g/dl
	Hct 血球容積比(男:36-54 女:34-47)	43.8	%
	MCV 平均紅血球容積(81-101)	95.0	fl
	MCH 平均紅血球血球素量(26-35)	32.5	pg
	MCHC 平均紅血球血球素濃度(31-38)	34.2	g/dl
	Platelet 血小板(150-400)	187	X10^3/ul
白血球分類	Neutrophils 嗜中性球(成人40-75,幼童20-50)		%
	Lymphocyte 淋巴球(成人20-45,幼童50-75)		%

	檢查項目	檢驗結果	
血糖	Fasting 禁食血糖(70-100)	152 ↑	mg/dl
	Random 飯後血糖(80-120)		mg/dl
	HBA1c 糖化血色素(4.0-6.0)		%
血脂肪 Lipids Studies	Cholesterol 膽固醇(130-200)	184	mg/dl
	Triglyceride 三酸甘油脂(30-150)	80	mg/dl
	HDL-Cho 高密度膽固醇(>40)		mg/dl
	LDL-Cho 低密度膽固醇(<130)		mg/dl
	VLDL-Cho 極低密度膽固醇(5-34)		mg/dl
	CHO/HDL 血管硬化機率(<5.0)		
	LDL/HDL 低高膽固醇比值(<3.33)		

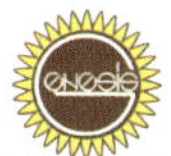

Toxic Element Analysis (Urine)

姓　　名：林

病歷號碼：

送檢單位：

性　別：　男　　年齡：　68 歲　8 個月

採檢日期：　2016　年　04　月　16　日

報告日期：　2016　年　04　月　20　日

毒性元素

元素	結果	參考值
Aluminum (Al) 鋁	79.3	<=25.0
Arsenic (As) 砷	53.0	<=120
Cadmium (Cd) 鎘	3.00	<=1.50

單位：µg /g-creatinine

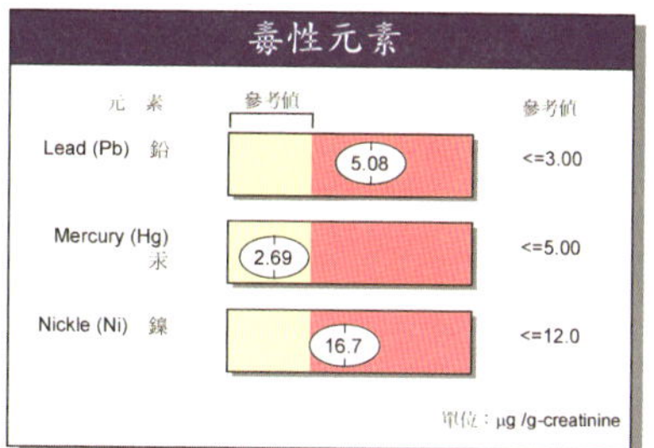

毒性元素

元素	結果	參考值
Lead (Pb) 鉛	5.08	<=3.00
Mercury (Hg) 汞	2.69	<=5.00
Nickle (Ni) 鎳	16.7	<=12.0

單位：µg /g-creatinine

林太太（60岁，六种重金属中有五项超标）

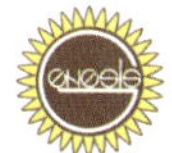

Toxic Element Analysis (Urine)

姓　　名：李

病歷號碼：

送檢單位：

性　別：　女　　年齡：　60 歲　9 個月

採檢日期：　2016　年　04　月　16　日

報告日期：　2016　年　04　月　20　日

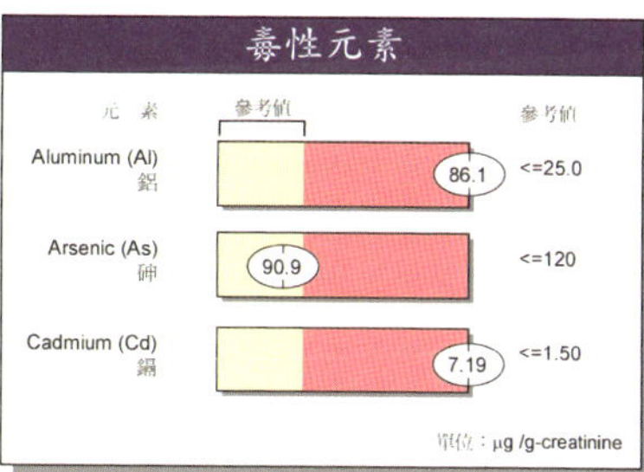

毒性元素

元素	結果	參考值
Aluminum (Al) 鋁	86.1	<=25.0
Arsenic (As) 砷	90.9	<=120
Cadmium (Cd) 鎘	7.19	<=1.50

單位：µg /g-creatinine

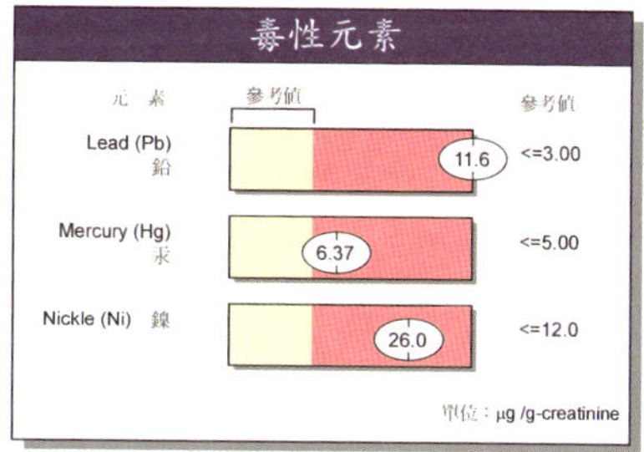

毒性元素

元素	結果	參考值
Lead (Pb) 鉛	11.6	<=3.00
Mercury (Hg) 汞	6.37	<=5.00
Nickle (Ni) 鎳	26.0	<=12.0

單位：µg /g-creatinine

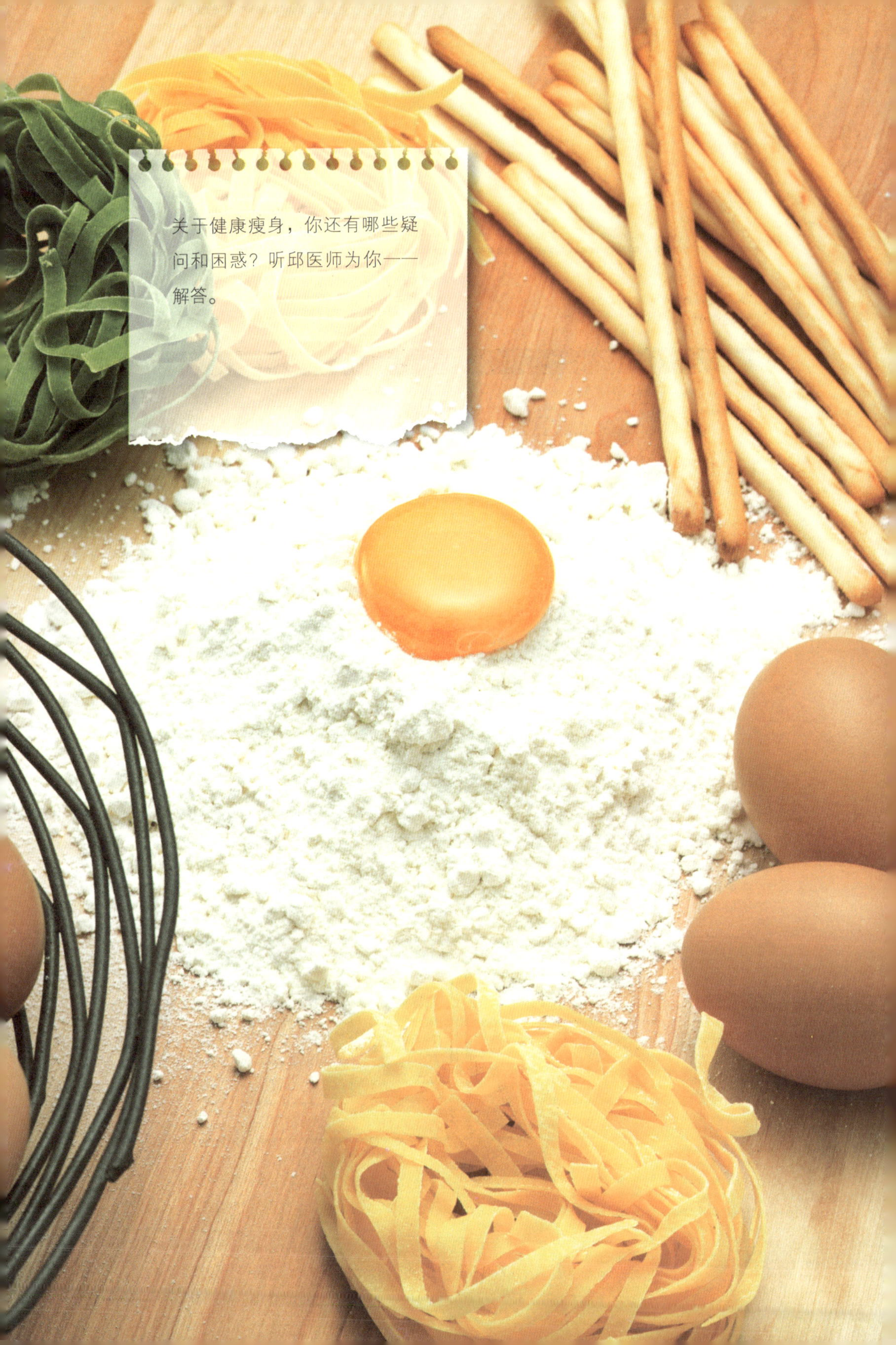
关于健康瘦身，你还有哪些疑问和困惑？听邱医师为你一一解答。

Appendix

邱医师瘦美专栏：一对一解答读者困惑

附录

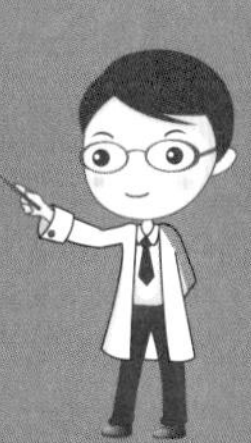

■ 基础代谢率十分重要吗？

案例一： 小杰在我的专栏中提到，她很努力地控制自己的体重，都不敢吃蛋白质、淀粉类的东西，可是她又不爱吃肉，只是吃一些植物性的蛋白质，比如豆类食物，而像蛋类和牛奶都是动物性蛋白，她基本上不吃这种带有肉性的东西。小杰很想知道在这种饮食情况下，保持每天的总热量低于身体基础代谢所需，并持续运动，她还能否再进一步地减肥。

案例二： 小宇身高155厘米，体重62公斤。她曾向我提出一个问题，问基础代谢的好坏是否会影响减肥的成效。

控制热量，这是减肥的一个前提，是想要瘦身的朋友们一定要做到的。但是控制热量有个基本准则，是不能低于自身的基础代谢。

我们首先应该知道什么是基础代谢。基础代谢就是一个人一天24小时一动也不动地在床上所消耗掉的热量。那这些热量消耗到哪里去了呢？答案就是消耗到你的呼吸、心跳、血液循环、内脏机能等身体活动上，这些活动都是需要消耗热量的。换句话说，你的心脏要跳动、脑部要思考、肾脏要排尿、肌肉要收缩、肝脏要代谢，这些活动要消耗的热量就是基础代谢。

在控制热量时，记住你一天的总热量千万不要低于这个基础代谢的热量。只要我们能控制在这个热量范围值内，那我们日常的活动和吃东西消耗掉的热量，就能帮助我们减肥了。

可是一旦你低于这个基础代谢的热量的时候，糟糕了，你的心脏跳动、脑部思考、肾脏排尿、肝脏代谢就没有办法得到足够的热量。这势必就会影响身体各大器官的生理机能，进而影响你的身体健康。同时，在无法达到基础代谢所需的热量时，身体就必然会去燃烧肌肉，到时候你的肌肉就会萎缩，基础代谢就会更进一步下降。

在了解了基础代谢的概念、明白基础代谢的重要性之后，那么问题来了。我们该如何测量自己一天的基础代谢呢？其实，要计算基础代谢所燃烧的热量，借助仪器是最好的，目前已经有专门的仪器来帮人们精确测量基础代谢率。但是如果你不方便到诊所测量新陈代谢，也可以采用下面这种简单的算法来计算。

基本上，基础代谢率跟一个人的体重是相关的。如果是男性，就用体重数值（单位：公斤）乘以1，然后再乘以24即可。如果是女性，就用体重数值（单位：公斤）乘以0.9，然后再乘以24。这里的24是指24小时的意思。

举例来说，像上文提到的小宇，她的体重是62公斤，所以就用62乘以24乘以0.9，得出来小宇的基础代谢率一天大概是1339.2千卡。如果是一位70公斤的男性，那么他的基础代谢率大概就是70乘以24，这样算起来大概就是1680千卡。大家都可以用这个方式，算出自己大概的基础代谢需求。

所以，回到以上两个案例，像小杰的这种情况，只要她能控制好基础代谢的热量，再同时借由日常的活动和饮食的产热，是可以进一步减肥的；而小宇则在保证她一天摄取的总热量不低于1339.2千卡，这样就不会影响到她的基础代谢，就不会对减肥和身体健康造成不良影响。

爱吃麻辣火锅的人如何瘦身？

案例： 小花是一个很健康的女孩子，她很注重体重的维持，可是她有个烦恼，就是很爱吃麻辣火锅，于是咨询我有没有办法既能吃麻辣火锅又不发胖。

相信这个问题是很多女性共有的疑问，尤其是到了冬天，大家都爱吃火锅，尤其是女性，更偏好吃重口味的麻辣火锅，这时怎样才能吃尽兴而不长肉呢？

根据营养学分析，麻辣火锅主要的热量来自几个方面。第一个就是它的麻辣锅汤底非常油腻，所以它的热量非常惊人。据研究统计，一个麻辣火锅全部吃光，热量能达到2100千卡，换句话说，我们一天所需的热量只靠一个火锅就全部补齐了。如果这个时候，你再进食其他的两餐，那简直就是热量爆表了。

麻辣火锅的另外一个热量来源是它的加工食品，像丸子、薯片或是泡面等油炸类的食品，都是高热量的来源。

再者，有一些食材容易吸收火锅里的油分，让人在不知不觉间吃进更多的油。比如豆腐、冻豆腐煮熟了以后会吸附很多的油脂，这个东西本身热量是非常高的。

所以，我建议大家如果吃火锅，一定要避开这些东西。我们主张“少量、多样、常变化，少糖、少油、少加工”的饮食原则，这里的“少加工”就是提醒大家加工食品的制作过程多少存在一些健康隐患，平时以少吃加工食品为好。

我建议大家如果要吃麻辣火锅，一定要先吃肉，然后再煮一些蔬菜，容易吸附油脂的食材最好先涮一下。肉吃了，菜也吃了，这样大致有了饱腹感，这时候再来一点新鲜的水果，就差不多吃到尽兴了，其他丸子类的食品尽量减少，这样就会减少很多的热量。

健康的晚餐怎么吃？

案例：慧喜欢吃面食，平时晚餐喜欢吃水果，再加一些薯泥。她想知道这种饮食组合能否减少热量，对减肥是否有所帮助。

米饭、面食都是我们中国人爱吃的主食，它们的热量是比较高的。我常常讲，世界各个民族只要是当主食的，大概都是高热量的东西。比如，西方人喜欢吃马铃薯，我们吃米和面，有些民族甚至吃一些小麦、大麦，这些基本上都是高热量的食物，它可以应付我们一天比如工作消耗掉的很多热量，这些热量需求是可以靠这些食物来补充的。

小慧晚餐吃水果餐和薯泥。薯泥本身属于淀粉类，水果里面也含有一些碳水化合物的成分，例如果糖。这几乎是一餐不含蛋白质的晚餐，在减肥过程中这种进食是不利的。

我建议她晚餐适度地加上一些动物性蛋白或者植物性蛋白，例如可以吃一些蛋、豆、鱼肉、牛奶这些食物，蔬菜多一点儿，薯泥适度就好，不要太多，这样的话，膳食纤维的摄入也足够了，矿物质和维生素也都补充进了体内。同时，蛋白质在我们减肥的过程当中非常重要，因为它可以应付我们一天基本代谢的需求，同时比较容易产生饱腹感。

如果小慧只吃水果餐加薯泥，那么很可能出现一个现象，她可能18点吃晚餐，到21点就又感到饿了。如果她的生活形态是习惯晚睡，她很可能因为饥饿而在睡前再吃一餐，这就是大家老生常谈的“消夜导致肥胖”问题。所以，我建议大家在晚餐中应该适度地增加蛋白质，解决睡前加餐的问题。

运动后的减重饮食如何摄取?

案例：很多热心观众提出一些减肥后的饮食问题，例如运动后喝黑咖啡有没有帮助？除了咖啡之外还有其他饮料适合喝吗？运动结束后感觉很饿，应该要补充什么食物?

我一向主张运动前喝黑咖啡有助于减肥，是因为在运动燃烧脂肪的过程当中，人体会自然启用应对机制，将体内的肾上腺素代谢掉，阻止它继续作用下去。而咖啡在这个时候就担任扰乱消防部队的作用，它会保护肾上腺素不被消防车灭掉，会对燃烧脂肪有进一步提升的效果。黑咖啡不管是运动前还是运动后来喝，对于增加燃烧脂肪都是有帮助的。如果你喝黑咖啡，胃酸比较多感到不舒服的时候，可以选择有同样减肥机理的绿茶，甚至有人喝绿茶也会不舒服，那么可以改为冷泡绿茶或改喝红茶、乌龙茶等，既能发挥类似的效果，又不会有太强的刺激。

另外，如果是运动后饿了，最好应该利用那段时间来吃你的正餐，否则如果你在运动后多吃了平常不吃的东西，不就等于把刚才的运动热量补回来了吗？所以，最好的方法是在吃正餐前运动，运动之后两个小时之内，趁着肌肉、血液循环增加的时候用你的正餐。至于正餐中能不能吃淀粉之类的疑问，答案是肯定的，你什么都可以吃，只要保证营养均衡，再维持适度的热量范围，就可以维持运动效果了。

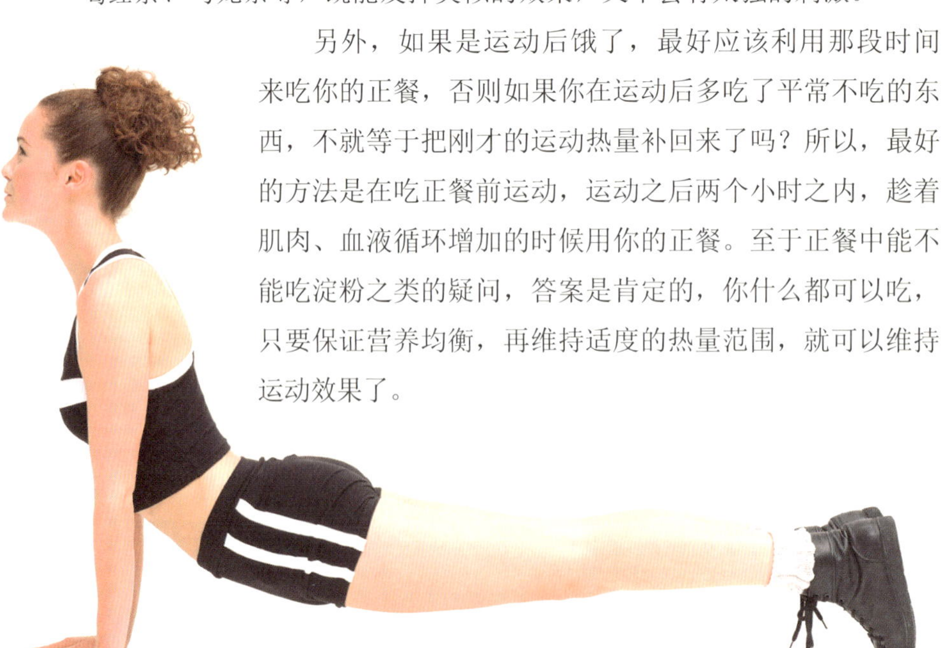

多喝水能够提升减重效果吗？

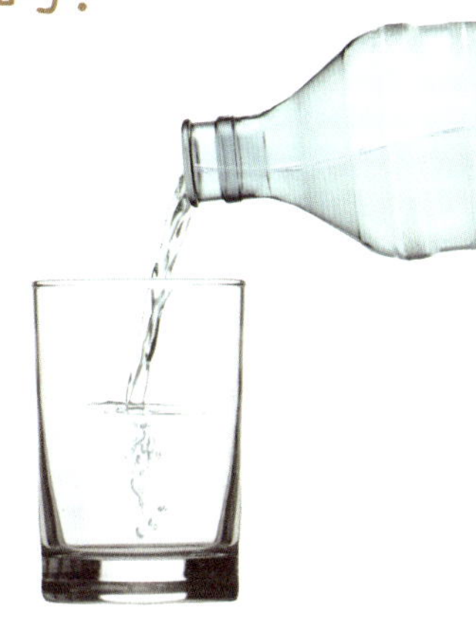

案例：在家人的督促下，渺渺从小就养成了多喝水的习惯，她每天几乎喝2000毫升的水，除了水之外，早上还会喝两杯咖啡，晚餐要喝热汤，加起来每天超过3000毫升的水分摄入量。渺渺提出，每天喝这样多的水，对减肥是否有好处呢？喝水太多会发胖吗？

我们先建立一个正确的观念，正常人喝水是不会胖的。喝水变胖有两个原因：第一是水里有热量，即你喝的是含糖饮料，或者水里面加了一些含热量的材质。比如有人吃冰沙也会胖，那是因为冰沙里面有佐料，那些佐料全都是热量。第二是心脏或肾脏不好，这类人体内会堆积水分，没办法顺利排泄出去，这种情况下喝水会发胖。

喝水如果不发胖，难道是喝得越多越好吗？千万要小心，英国曾经发生过一个案例，一个太太想减肥，按照营养师的建议喝大量的水，每天大约喝3500毫升，结果一个礼拜后这位太太感觉有点儿恶心呕吐，营养师说这是在排毒，要继续喝更多水、少吃咸的食物。结果，她的身体出现水肿，整个脑部变形肿胀，造成脑部永久性的损伤，整个人都毁掉了。所以，水不是越多越好。

我们要根据自己的形态来定，流汗多时多喝水，流汗少时少喝水，只要保持每天都喝适量的水就好了。那到底怎样才算是适量呢？很简单，从你的尿量去判断。你排出的尿颜色清淡、没有腥味时，摄入的水分就差不多足够了，没必要刻意再增加。除非你一直在喝水，你的尿还是很臭、很腥，那就意味着摄入量依旧不够，这时要适度地增加饮水量。

▪ 运动前后喝咖啡真能减肥吗？

案例： 有些朋友听我提到运动前喝咖啡能帮助燃烧更多的脂肪，就查了很多网络资料，结果发现截然相反的理论，认为喝咖啡反而会长肌肉、长脂肪，甚至会抑制生长激素的分泌。

究竟这个观点的真实性如何呢？我给大家分析一下。大家都知道，如果身体要长脂肪，就表示体内一定有热量堆积的现象，只有这样才会增加脂肪，那么这就代表着你喝的咖啡里加了很多糖，是一种含糖的咖啡或者是加了奶精的咖啡。如果是这样，因为咖啡中的奶精跟糖热量过多，而你没有代谢掉，当然有可能让你脂肪增加。可是，如果你喝的是黑咖啡，这完全是咖啡的渣子，是膳食纤维，不含有过多热量，你是不会因此长脂肪的。

至于长肌肉这个部分，很多人都担心运动后会长肌肉，因为大家暗地里将肌肉和蛋白质画上了等号，因此认为要通过运动和补充蛋白质才会长肌肉。事实上，在生理学上，肌肉内蛋白质的合成必须具备两大因素：第一个因素是肌肉有拉扯的刺激，第二个因素是胰岛素的刺激。胰岛素在什么情况下会分泌呢？胰岛素的分泌离不开淀粉和糖分。所以，一旦进食了含糖的东西，血糖就会提升，胰岛素就会分泌，这个时候肌肉就开始生长。

我举一个简单的例子。大家都见过大象、河马、牛、羊这些动物，那它们身上的肌肉怎么来的呢？它们从来不吃蛋白质的，可是它们的肌肉块却很大，这是因为它们吃了含糖分的草，在体内代谢后就变成身上的肌肉。所以，我再强调一下，咖啡能帮助燃烧脂肪，这个是有医学根据的，如果你希望尽量燃烧脂肪而不要肌肉变粗，也不要脂肪继续增加，那么就喝黑咖啡吧。

轻断食可以帮助减肥吗？

案例：有一位王先生问到，他的身高162厘米，体重74公斤，听说在运动时辅以轻断食可以帮助燃脂，于是他很好奇什么是轻断食？如果要轻断食，那么该如何摄取食物？

这里提到的轻断食是大概一两年前开始流行的减肥方法，例如，通常我们每周有五个工作日，这五天内可以正常进食，周六、日是法定假日，我们就利用这两天进行断食，几乎只喝水或者只吃微量的清淡食物，这几乎等于是断食，很多人认为这种轻断食方法可以减肥。

当然，如果你做起来没有困难，我并不反对这样去做，可是我想大部分人的轻断食不容易成功。我们知道假日本来就是快乐的时光，这个时候吃也是一种快乐，可是却要在这时限制饮食，完全不吃或者只吃很少的东西，这多少有点儿违反人性，我们无法感受到快乐。

至于轻断食有没有效果的问题，答案当然是肯定的。在这两天内，如果一天需要2000千卡的热量，而你却几乎不吃东西，那摄入的热量肯定低于基础代谢率，你必定会瘦下来的。可是，在这个瘦的过程中，因为你只喝水或者吃一些粥或者热量低的东西，有时会导致营养不良或热量摄入不够。

肠道的热量来源，有一半是从肠道消化的食物当中吸收的，另外一半是靠血液循环提供肠黏膜上的细胞所需。在你断食之后，肠黏膜细胞本身就缺少食物当中的一部分营养，两天之后黏膜会有些萎缩受伤，这个时候如果你在周一突然间大吃大喝，这些食物分子可能还没有完全消耗，又从破损的黏膜中进入血液循环里，这种大分子进入到身体里面，对健康是有害的。

所以，我建议只要每餐都能够营养均衡、热量减少，就会有长久持续减肥的效果，不必非要进行轻断食。

怎样拯救掩藏不住的背部肥肉？

案例：小瑞是容易水肿的体质，平时的饮食习惯也是无肉不欢，可她现在却面临着虎背熊腰的困扰。尤其是夏天一到，大家都换上轻薄的衣服，比如无袖的背心。可是小瑞背部的肉很厚，她觉得自己穿背心一点儿都不柔美，也不雅观。

我相信很多人都有同样的问题。为什么呢？首先，我们从小瑞的体质来研究一下。我们知道有一种内生性的类固醇，就是我们身体内部为了应付压力而分泌的一种激素。在我们平常的生活周遭，时常会发现有些人使用类固醇治疗某些疾病。这容易导致几个现象：第一个就是容易有月亮脸；第二个会有水牛肩，背部会增厚；第三个是产生小腹部脂肪堆积。

这是类固醇导致的一些外观上的变化，同样的情况还会出现在压力性肥胖的人身上。像小瑞这种状况，第一个要去探讨的是她在生活当中是不是承受着很大的压力，或者她是否在使用某些药物，进而导致她有背部增厚的现象。

如果她并没有使用药物，同时也没有什么压力，那么我们就要想，会不会是因为她身体内部的荷尔蒙失调现象导致她背部变厚的状况。例如，是否因为雄性激素的增加，而导致她有类似向男性体格发展的倾向。

如果把这些问题统统排除之后，还没有办法改善她虎背熊腰的问题的话，那么，首先还是要努力减轻体重，再来，如果背部脂肪过度堆积，我建议她可以用医疗的方法，包括溶脂、抽脂，可以让她的背部跟颈部这个地方的脂肪有效地变薄、减少。但是，还是要先保证让整体的体重下降，这样才可以连带着让肌肉有机会缩小。

梨形身材怎么瘦腿？

案例：小娣问到，她是下半身肥胖的梨形身材，这个情况应该怎样改善下半身肥胖的问题呢？

当然，大量的实践证明，改善梨形身材非常困难。在医学上来讲，这个脂肪堆积有一个体质上的特性，就是如果你的体质是下半身堆积顽固脂肪，这个地方的脂肪就很难瘦下去。所以，这个时候我建议大家，你希望集中瘦下半身的时候，第一个方法还是要积极减肥。什么意思呢？就是你要控制自己的热量摄取，然后多做一定的运动消耗热量。

下半身减肥的运动，也许大部分朋友会选择跑步，或者运动健身。事实上健身具有让肌肉变紧、变结实的效果，但是对于脂肪的消除帮助并不大。但是，我要告诉大家的是，细胞有一个特性叫作接触性抑制，就是一旦受到外力加压，细胞和细胞紧密地接触的话，就会抑制它的成长和变大，这就可以达到一个缩小细胞的效果。换句话说，如果你在减肥的过程当中，穿着紧身衣、紧身裤的话，尽量在腿部和小腹加压，这对于细胞的缩小会有帮助的。但是也不要过度，重要的是量力而为。因为如果施压过度，穿紧身衣服导致下肢发麻、发黑甚至肿胀，这样反而会产生负面效果。

所以，量力而为、适度加压，再加上热量的控制、适度的运动，这样就有希望让下半身变得修长一点儿、漂亮一点儿。

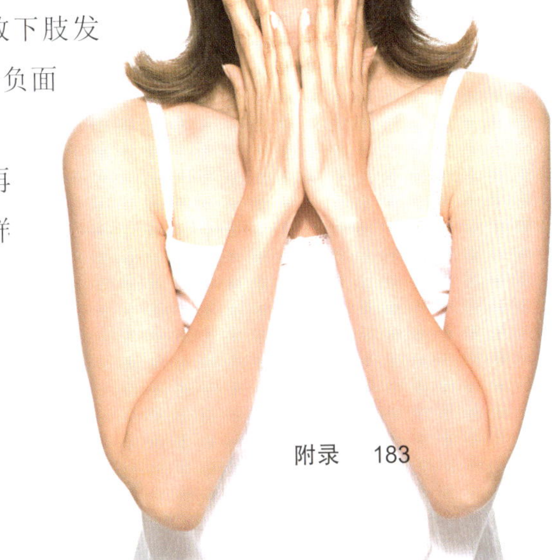

屁股肥大怎么办？

案例：帕帕问到一个问题，她身体其他的部位都很瘦，唯独屁股上积累了厚厚的脂肪，同时她又有一个很难戒掉的喝奶茶的习惯，所以就怀疑喝奶茶的行为是否是导致屁股大的诱因。

相信她提到的这两个问题，也是很多人都会遇到的状况。首先，我们来看看胖在某一个特别的地方，在医学上来讲，我们某些地方的确会有容易堆积脂肪的现象，像帕帕就是在屁股这块部位有所谓的顽固脂肪。顽固脂肪的意思就是易胖难瘦，有热量进来后它就先将热量抓住，无论你怎么努力减肥，脸都凹了、胸部都不见了，可这个地方仍然还是没变化。

为什么会有顽固脂肪的存在呢？这跟遗传有很大的关联，此外还有一些生活习惯，比如久坐，也会导致顽固脂肪的生成。若想解决这个问题，大家还是要尽量做到热量的控制，让自己有机会减重、减肥，然后在减肥的过程中适度增加措施，在想要特别瘦身的部位施加压力，比如帕帕可以穿紧身衣瘦臀部，一旦臀部受到外力的加压，细胞就没有机会再肥胖，这样就达到了通过施压缩小细胞的效果。

另外还有一个方法，我们可以适度地在特别想瘦的地方，抹上一些瘦身霜或者所谓的燃脂霜。但是瘦身霜或者燃脂霜要产生效果，必须有两个条件：第一个是必须含有有效成分；第二个是必须能够进入我们的目标部位，即屁股上的脂肪。正确地选择瘦身产品也是减肥成功必不可缺的要素。

而帕帕提出的另一个爱喝奶茶的问题，最近有研究表明，如果你产生进食甜食的欲望，那么可以在喝之前快走15分钟，这样就可以有效地消除吃甜食的欲望。

腹大腰粗如何破？

案例： 小俞有定期运动的习惯，每个礼拜要运动一次到两次，可因为他是上班族，总要在早晨运动之后就去上班，一坐就是一整天，然后他发现小腹和侧腰部位很容易堆积脂肪，无论早上怎么运动都不容易甩掉赘肉。

养成定期运动的习惯当然非常好，如果不运动，想必小俞会更容易发胖。很多阳光男孩像小俞一样有着小腹跟侧腰部位的困扰。阳光男孩喜欢在海滩冲浪，喜欢在阳光下释放健康，坚持下来容易练出完美的六块腹肌，可是侧腰的两块脂肪却厚厚的，甩不走，被大家戏称为“爱的把手”。

如果非要立竿见影，我建议小俞依靠溶脂或者抽脂技术，这样要瘦哪里就瘦哪里，可以很明显地让肥肉消下去。

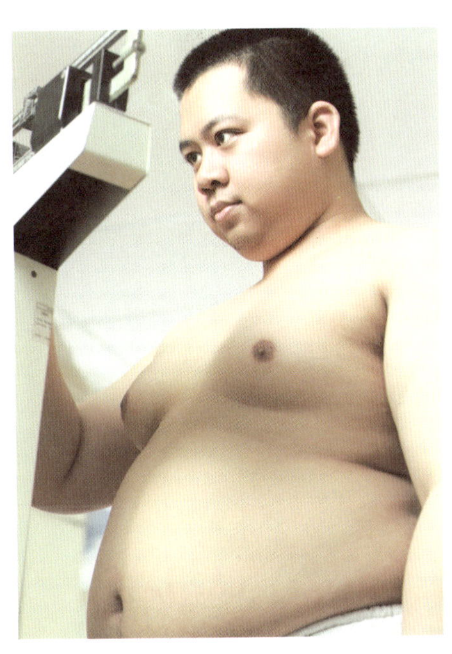

但是，可能有一些人不太敢接受这样有微创侵入性的治疗，又希望这些地方能瘦，所以，我要跟大家讲一个健康的观念。2012年某医学研究表明，如果一个人有运动的习惯，但是运动完以后在办公室坐一整天，对健康也是不好的。研究发现，为这些人抽血化验发炎的指数或者胰岛素的抗性，很奇怪的是这些人虽然平时有运动，却跟肥胖的人一样，胰岛素抗性很高，身体也存在一种慢性发炎的状态。

其实，久坐对健康是不好的。我建议大家尽量做到每周一到两次的运动，如果条件允许，每个礼拜运动三天以上，并切记，运动后不要长时间坐着，要适度站起来走动，伸展一下腰肢，活动活动筋骨。把握一个原则——有机会就站着，站累了才坐下，而不是像小俞这样，坐到屁股酸了才站起来，这样对健康是不好的。

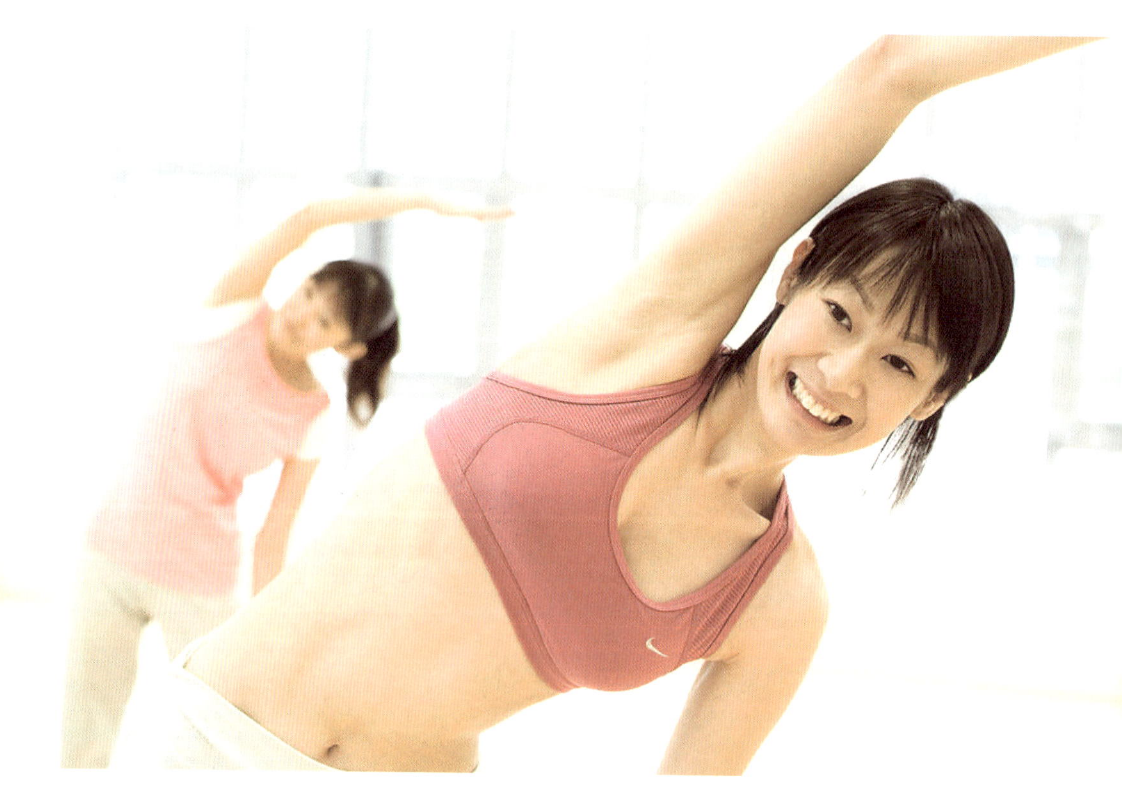

如何让小腿变得纤细？

案例：小贝的双腿看上去弯弯的，不够纤细笔直，她渴望有妙招让双腿直一点儿，因为如果大腿、小腿能修长笔直，会给她的身材加分很多。

这时我们就要思考了，为什么她的大腿和小腿都不够笔直，而且双腿弯弯的像O形腿？人体的组织从外向内依次是皮肤、皮下脂肪、肌肉，再向内就是骨骼。一般来讲，如果大腿很粗或者不够直，最常见的原因就是皮下的脂肪太厚了，所以导致粗胖腿、大象腿的现象。再来就是肌肉过度肥胖，不过从临床上来看，大腿粗通常都是因为脂肪比较多，是脂肪堆积所造成的。但小腿就不一定了。有的人是因为小腿脂肪太厚，有的人是小腿肌肉太发达，很多人在小学或者初中时期参加田径队或者舞蹈的训练，容易在不注意时把小腿肌肉练就得比较粗大。大家都知道肌肉是可以锻炼的，轻微的锻炼使肌肉紧实，高强度的锻炼则使肌肉肥大。最后还有一个无法人为改变的原因，那就是遗传体质，可能你父母的腿是比较粗壮的，所以你的腿也很难变得纤细。

那么面对这个问题，我们如何解决呢？如果是脂肪堆积所致，就可以靠溶脂、传统抽脂、吸脂的方法让皮下脂肪减少。如果是肌肉肥大导致的，可以靠打肉毒杆菌让肌肉萎缩变细。即使是那些爱运动的人，你在打肉毒杆菌后依然可以去运动，并不影响运动效果。

所以，面对这种小腿不够细直的苦恼，一来是通过正常途径的运动；二来适当借助医疗手术，减脂肪靠溶脂，瘦肌肉靠肉毒杆菌，这样也不影响你的日常生活，不影响你的运动习惯，是一个快速让大小腿变细的好方法。

如何解决难缠的小腿粗壮问题？

案例：很多朋友都为粗壮的小腿感到困扰，纷纷询问瘦小腿的方法。

关于小腿粗的这个烦恼，我们需要先掌握小腿粗的主要原因。小腿粗壮基本上有两个原因：一个是脂肪的问题，另一个是肌肉的问题。还有少数人是因为身体循环不好，导致下肢出现水肿的现象。

我们知道，如果是出现脂肪堆积，当然可以靠减肥来改善，不过因为小腿这个地方很容易有顽固脂肪堆积，所以很难减掉。这时候，可以依靠我们医疗上的帮助，就是利用溶脂甚至抽脂这种医学方式来改善。

至于肌肉原因导致的肥胖，我们都知道肌肉是可以锻炼的，俗话说，“用进废退”，如果你用得多，肌肉就会结实；如果你锻炼它，它就会变得粗壮；如果你不去使用肌肉，那么它自然会消退。而小腿部位的肌肉，主要是负责脚跟离开地面的动作，从你日常的走路逛街，甚至爬山、骑脚踏车、跳舞，这些动作只要促使你脚跟离开地面，都会让你的小腿肌肉不断地接受锻炼。这样的情况之下，要缩小小腿肌肉也非常困难。

当然，也有少数人说我没有做什么运动，为什么小腿还会粗呢？那这很可能就是跟遗传有关系了。那么我们怎么让小腿肌肉变小呢？注意，在家里自己可以做的，就是我们尽量不要让它有机会去得到锻炼。进一步，如果条件允许，尽量穿着紧身袜，利用细胞的接触性抑制的远离，让小腿肌肉的细胞能够缩小。当然，在这种情况之下，有可能还是缩小不了，这个时候利用医疗的方法，就可以让它改善，包括打肉毒杆菌或者做电波瘦腿等治疗，都可以让小腿肌肉缩小。不过，在小腿肌肉缩小之后，你还是要尽量减少锻炼它，以免它越来越粗大，出现反弹。

手臂上的“蝴蝶袖”如何瘦？

案例：很多人，尤其是步入中年的女士，平常很少锻炼身体，手臂上堆积了厚厚的脂肪，手臂一动，脂肪就变成天然的“蝴蝶袖”。那么，“蝴蝶袖”该怎么瘦？

蝴蝶袖的形成，一来是因为脂肪的堆积，除此之外还有肌肉松弛和皮肤老化的问题，这些都会导致蝴蝶袖的形成。

蝴蝶袖该怎么处理呢？首先，要先检测一下蝴蝶袖的诱因是脂肪还是肌肉。我们可以做一个掐指实验，用拇指和食指捏住蝴蝶袖的皮下脂肪，捏出来以后，看看距离有多少。如果皮下脂肪超过2厘米，就代表蝴蝶袖是可以改善的。

改善超过2厘米的手臂赘肉，通过运动方式进行减重，这是必须做的事情。如果效果不明显，就用医疗溶脂或者吸脂，将蝴蝶袖部位的脂肪溶掉、抽出来，这样会立竿见影。

如果脂肪已经变薄了，皮肤也很薄，这个时候仍有松松软软的组织时，这就是肌肉松弛的现象了。针对肌肉松弛的现象，我教大家做一个锻炼三头肌的运动：手拿有点儿重量的矿泉水瓶或者哑铃，把手臂向上伸直，用另一只手固定住手肘关节，然后拿着矿泉水的手向后方弯曲，再回归整只手臂指向天空的位置。这个收缩伸展的动作在看电视的时候也可以做。只要能够坚持，慢慢你就会发现两三周之后你的手臂肌肉越来越紧实，蝴蝶袖也不见踪影了。

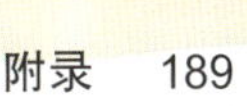

眼尾下垂该如何拯救？

案例：陈先生在我的专栏里提到，他有严重的眼尾下垂问题，看起来没精打采的样子，非常影响他在周围人心中的印象，而且从某种角度看对面相也有些影响。他询问道，如果常常用手去推他的外眼角，有没有办法改善这个问题，另外，如果经常这样做会不会让外眼角的皮肤变松。

外眼角下垂的现象如果不是因年龄增长、皮肤老化所造成的，那就跟个人本身遗传的体质有关，即天生就是这样的皮肤构造。这种眼角皮肤下垂问题，坦白讲很难靠双手的外力来改善。如果眼角下垂的诱因是皮肤老化，人们每天承受着24小时地心引力的下拉作用，一般上了年纪的人都会有皮肤下垂的困扰，比如外眼角下垂，或者原本的双眼皮下垂变成内双。

如果是这种情况就有一个办法，即利用双眼皮成形术的手术来改善，这就是我们常说的割双眼皮。至于陈先生提到的用手一直推，这种方法的效果微乎其微。为什么？因为地心引力是每天24小时在作用的，可是你人为用手去推，怎么可能连续推长达24小时的时间呢？你只有从早到晚一直坐在椅子上不停向上推，但是这个效果同样很有限。

如果大家都渴望眼皮部位能够饱满一点儿，更加富有弹性一点儿，那我建议你涂抹润肤油之类的产品，并配合适度的按揉或者用手指轻轻地拍打。借由这样刺激的方式，对于皮下身体组织产生的胶原蛋白或许会有一些帮助。通过这种方式对抗老化会存在一点儿效果，但是如果想要真正得到明显有效的改善，就要靠所谓的美容、外科手术来实现，这样才能快速变成一个充满阳光、魅力四射之人。

▪ 新陈代谢紊乱后，该如何减肥？

案例： 许小姐做完一个甲状腺的手术，她的身体代谢发生了很大变化，导致现在身体发胖，这种情况如何处理呢？我们知道，患上甲状腺疾病的人可能会心跳加快、手抖、易怒、经常流汗，一旦做甲状腺手术，就会让甲状腺的功能下降。甲状腺是负责新陈代谢的器官，一旦它的功能下降，身体的新陈代谢就会紊乱，你会发现你吃的和以前一模一样，现在却会发胖，像吹气球一样越来越大。这个时候该怎么办呢？

面对这种情况，我希望大家能用健康、正确的方式来让甲状腺的功能慢慢得到提升，以对抗药物等造成的功能下降，这样才能够帮助你恢复正常的新陈代谢。这时提高新陈代谢有几个方法，第一个方法是让你的肌肉能够结实一点儿，比如做跑步运动或者简单的体操，都可以让肌肉结实。肌肉变结实以后，本身肌肉就是最大的燃烧热量和促进新陈代谢的器官，一旦肌肉结实了，代谢就能慢慢变好。

另外一个方法，可以微量地提高甲状腺功能，但是不会到亢进的程度。这种方法就是游泳或者泡泳池。即便你不会游泳，你都可以到泳池里面泡着，或者在里面走上30分钟，这样一个礼拜只要一次到两次，慢慢你的甲状腺功能就会提高。

通过以上方法，就能慢慢使新陈代谢恢复正常，然后再辅以持续的运动，就可以期待下一步减肥成功了。

图书在版编目（CIP）数据

一瘦一辈子. 2，邱医帮你瘦/邱正宏著. —北京：科学技术文献出版社，2016.12
ISBN 978-7-5189-1964-2

Ⅰ. ①一… Ⅱ. ①邱… Ⅲ. ①减肥—基本知识 Ⅳ. ① R161

中国版本图书馆 CIP 数据核字（2016）第 231389 号

一瘦一辈子. 2，邱医帮你瘦

责任编辑：邹声鹏　　特约监制：王泽阳　　特约编辑：刘倩

出　版　者　科学技术文献出版社
地　　　址　北京市复兴路 15 号　邮编　100038
编　务　部　（010）58882938，58882087（传真）
发　行　部　（010）58882868，58882874（传真）
邮　购　部　（010）58882873
官 方 网 址　www.stdp.com.cn
发　行　者　科学技术文献出版社发行　全国各地新华书店经销
印　刷　者　北京市雅迪彩色印刷有限公司
版　　　次　2016 年 12 月第 1 版　2016 年 12 月第 1 次印刷
开　　　本　710×990　1/16
字　　　数　173 千
印　　　张　13
书　　　号　ISBN 978-7-5189-1964-2
定　　　价　36.00 元